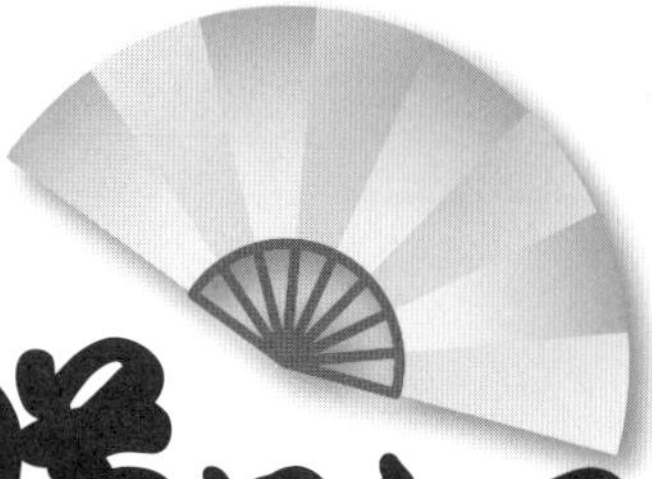

笑は咲にして勝なり

人生100年時代の指南書

中井宏次

薬事日報社

はじめに

「人はどのように生きるべきなのか」とよく問われますが、答えは簡単です。「今を楽しく・おもしろく」生きればいいのです。「楽しい」「おもしろい」の感じ方は、人それぞれ違います。誰が決めているのか、それは、あなた自身のこころが決めているのです。

「楽しい」とはどういうことか。楽しいとは「レベルが同じ」ということです。同じ価値観を持っている人とお話をしていると楽しいですね。スポーツでも同じレベルの人と競技すると楽しいですね。ゴルフの場合はレベルの違う人々がラウンドしますが、そこに「ハンディキャップ」を設けますとレベルが同じになります。囲碁の場合も「置き碁」によってレベルを同じにして楽しみます。

仕事の場合は、「社長と課長ではレベルが違うのでは」とお叱りを受けるかもしれませんが、社長と課長とは職位は違うものの、同じ理念（志）で働いていますのでレベルは同じです（役職は人の偉さではなく役割です）。

よく言われますのが、「お金持ちと貧乏ではレベルが違うので話をしていても楽しくない」。そうでしょうか。確かにお金のあるなしでは違いますが、たとえば、夫婦仲が良い温かい家庭で育った者同士でしたら、生きていく価値観が同じではないでしょうか。

楽しいことは皆さんの身の回りにいっぱいありますよ。

それでは、「おもしろい」とはどういうことでしょうか。


「楽しい＋好奇心＝おもしろい」です。好奇心とは「おもしろそうやなあ。いっぺん挑戦してみようか」というこころです。

旅行でいえば、

- 旅行は楽しかった。

⇓予定通りに旅行が遂行され満足のいく、心がワクワクする旅行であった。

- 旅行はおもしろかった。

⇓旅行中ハプニングがあり、心がドキドキしたが無事帰ることができた。

計画にない挑戦をして、無事に終えることができると「おもしろかった」です。「楽しい」は、旅行中の気分や感情を表します。「おもしろい」は、どんな旅行だったのか、何のために旅行したのか、といった旅行の性格や本質を表しています。

遊園地でジェットコースターを乗り終えての言葉は「怖かったけどおもしろかった」。怖いという「挑戦」をしたので「おもしろかった」です。

人生も同じです。楽しい仕事への挑戦の積み重ねがおもしろい人生となっていくのです。

私の好きな言葉に「天才は努力している人に勝てず、努力している人は楽しくしている人に勝てず」があります。仕事をする上でも、人生を生き抜く上でも、「楽しく・おもしろく」は必須条件のように思います。

いま、「中井さんは、仕事は楽しいですか？」と問われますと「楽しいです」と即座に答えます。私の仕事（講師業）は必ず相手さんの笑顔を頂けます。人間どんな時が一番「楽しい」「しあわせ」と感じるかというと、相手さんの笑顔を頂いた時です。だから、いま、この仕事が最高に「楽しい」です。

いま、「中井さんは、人生はおもしろいですか？」と問われますと、「おもしろいです」と即座に答えます。65歳も過ぎもうすぐ古希です。そろそろ人生の下り坂です。上り坂は苦しいですが、下り坂は楽ちんです。いま、やっと人生という山の素晴らしさを味わいながら、のんびり下山しております。時々、こころがドキドキすることもありますが、それも認知症予防の良き刺激となっております。路の途中で「これ、おもしろいなあ」と止まって、山の素晴らしさを味わうことほど「楽しい」ことはないです。人生も、「楽しいなあ」を過ぎて「おもしろいなあ」、「おもしろいなあ」を過ぎて「楽しいなあ」の繰り返しなのかもしれませんね。

今回は、私の拙い人生経験の中から、「仕事は楽しく・人生はおもしろく」するにはどうすればいいのか、そのためには「健康と笑い（ユーモア）」が如何に重要であるかを列記してみました。興味のあるところから読んで頂いて「仕事は楽しく・人生はおもしろく」のご参考になりましたら幸甚でございます。

中井宏次

笑は咲にして勝なり◎**目次**

第2章……笑いの効用

第3章……笑いの実践

第4章……仕事は楽しく

第5章……人生はおもしろく

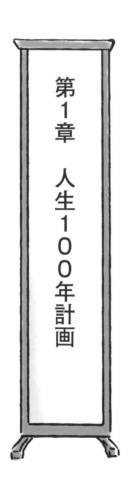

第1章　人生100年計画

厚生労働省の「平成30年簡易生命表」（令和元年7月30日）によると、日本人の平均寿命が過去最高を更新して、男性は81・25歳、女性は87・32歳となり、平均寿命の前年との差を死因別に分解すると、男女とも悪性新生物〈腫瘍〉、心疾患（高血圧性を除く）、脳血管疾患及び肺炎などの死亡率の変化が平均寿命を延ばす方向に働いています。また、男女それぞれ10万人の出生に対して、90歳まで生存する者の割合は男26・5％、女50・5％となっています。

令和元年9月現在、全国の100歳以上の高齢者数は、前年比1489人増の7万1274人に上り49年連続で過去最多を更新しており、「出生数の多い世代が100歳を迎えていることや医療技術の進歩などが要因と考えられる」と厚生労働省が分析しています。

『LIFE SHIFT 100年時代の人生戦略』（東洋経済新報社）によると、日本では、2007年に生まれた子どもの半分は107歳より長く生きると推計されています。この数字はその後も伸び続けていて、2014年に生まれた子どもの場合、その年齢は109歳なのだそうです。

このように医療技術の発展と健康志向の高まりによって、「人生１００年時代」が現実のものとなってきています。特に、長寿化の先頭を歩む日本は、世界に先駆けて新しい現実を突きつけられています。ここで間違えてはいけないのは、「介護・認知症などで衰えて生きる時間が長くなるわけではなく、長く生きられるようになった大半を私たちは健康に生きるようになる。また健康に生きなくてはならない」ということです。

これからの長寿化を「災い」ではなく「至福」にするために、シルバー世代（80代～１００代）だけでなく、シニア世代（60代～80代）、ミドル世代（40代～60代）、ヤング世代（20代～40代）など各世代が、各々の個人の問題として、これからのどのような１００年の人生を築くべきかを真剣に考えなくてはならないのです。

長寿化に備えることとは、人生の締めくくりの時期（死）を準備することではありません。これからは、過去の先人が経験したことのない新しい生き方が求められています。また、日本は高齢者医療や年金の問題などで世界の先端を歩んでおり、「これからの新しい生き方」が世界の模範となっていかねばならないのです。

新しい生き方が求められている

これからの時代は、今までの少子高齢化にＡＩ（人工知能）化が加わってきます。２０１５年に野村総合研究所が「日本の労働人口の49％が人工知能やロボット等で代替可能に」（英オックスフォード大学・マイケル・オズボーン准教授らとの共同研究）という報告書を発表しました。国内６０１種の職業について、それぞれＡＩやロボットで代替される確率を試算した結果、10～20年後の近い将来、創造性や協調性が求められる非定型の業務はこれまで通り人間が担うが、一般事務・配送・清掃・警備・運転・製造業務などの約１００種は代替される可能性がきわめて高いと指摘しています。

また、米国の未来学者レイ・カーツワイル氏は、２００５年に出した『ポスト・ヒューマン誕生』（ＮＨＫ出版）で、２０４５年頃になると、科学技術の急速な発達により、将来、ＡＩやロボットなどが人間の知性や能力を超え、社会のあり方や人類の存在意義に大きな変化が余儀なくされるという転換期（シンギュラリティ）が訪れると提唱しています。

最近は、ベーシックインカムも話題になっています。ベーシックインカムとは、年齢・性別・所得の有無を問わず、すべての人に所得保障として一定額の現金を支給する制度で、日本語では「最低所得保障」とも呼ばれています。導入されれば「ありがたい」ですね。しかし、その制度をどのように活用するかで、「仕事の楽しさ、人生のおもしろさ」の概念は変わってくるかもしれません。

さて、これからの人生１００年時代は天国か地獄か。その答えはあなた自身にあります。今後、医療技術が益々進歩して１００歳まで楽しく・おもしろく生きることが可能になります。そのためには、ＡＩやロボットに任せられる仕事は任せて、**自分力（自分しかできない、自分らしい独自の価値観）**を見つけ出していかねばならない。それを可能にするには、楽しく生きる健康力、人の心を癒す人間関係力（コミュニケーション力）、おもしろいものを創り出す創造力（企画力）など、**人間としての総合力（人間力：人間らしさ）**が求められます。

人生計画をつくる

「これからの激動の時代は、未来がどうなるのか予測もできないから計画なんていらない。だから、今を生きろ！」と、よく言われますが、その通りです。今を一生懸命に生きると、必ずそこに答えが見えてきます。しかし、そのためには「今を一生懸命に生きるための計画」が必要です。人生も旅も計画通りいかないから「楽しい・おもしろい」のですが、計画がないとその「楽しさ・おもしろさ」がわかりません。計画は人生の道しるべです。

皆さんは毎日、どこに行くのか、何を食べるのかなど、様々な計画を立て、その時々で変更します。「朝令暮改」いいですね。楽しい情報、おもしろい情報があれば計画変更すればいいのです。そのためにもしっかり情報を収集してください。今や誰もが、最新の情報を世界中から平等に得ることができます。大切なのは、その情報を分析して、いま何をやるべきかを「考える」ための大きな枠組み（計画）を持っておくことです。

人生１００年の間には、様々なライフイベント（進学、就職、結婚、自宅の購入、子どもの教育、転職、定年、再就職、自宅の修理、など）があります。その各イベントにどのように対処していくのかが、どのように生きていくのかに繋がります。所謂、ライフプラン（人生計画）が必要です。山登りは、頂上（目標）があるから楽しいのであり、ただ歩いているだけでは彷徨いと同じで楽しくない。どこの山にどのようなルートで登るのか。これがあれば楽しく登れます。

この機会に、人生計画を作成することをお勧めします。まずは簡単なもので構いません。作成のポイントは、**自分力**を磨くことです。人生設計と時間の使い方を見直してみてください。自分は何を楽しく感じ、何に価値観を見出すのか。何が自分という人間に共鳴するのか考えてみてください。

1　人生計画をつくる手順

①人生の目的（自分のありたい姿）を考え、目標をたてる

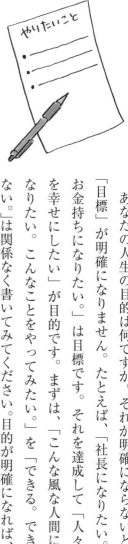

あなたの人生の目的は何ですか。それが明確にならないと「目標」が明確になりません。たとえば、「社長になりたい。お金持ちになりたい。」は目標です。それを達成して「人々を幸せにしたい」が目的です。まずは、「こんな風な人間になりたい。こんなことをやってみたい。」を「できる。できない。」は関係なく書いてみてください。目的が明確になれば、目標は自ずと明確になります。「山に登りたい」と目標が決まれば、登り口はたくさんあります。また、天候が変わること（リスク）を想定して、その対策も考えておきたいですね。人生には、「のぼり坂、くだり坂、まさか」があります。「まさか、こんなことはないだろう」と思っていても、「まさか」があるのです。その「まさか」を考えることが、新たな発想を生み出すのです。

②時系列の表をつくる

西暦と年齢、ライフイベント、目標、家族のイベントなどが書き込める表をつくってください。そして①で挙げた目的・目標をどの時点で達成したいか書いていきましょう。今の年齢から書き始めてください。大局的に見ていますと、目標達成のために「やるべきこと」が見えてきます。

作成の際に、次の点を大切にしてください。

●挑戦すること

「できることなら、こんなこともしてみたいなあ」

少しだけ背伸びも大切です。「過ぎたるは及ばざるが如し」も忘れずに。

●着眼大局・着手小局

大きな人生の流れを見ながら一つひとつ確実な手を打つ。

「鉄は熱いうちに打て！」より「鉄は熱くして打て！」も良いのでは。

●世の中の変化は激しい。毎年見直しながら修正・加筆していくことも忘れないでください。

③自分だけでなく家族の希望や予定も把握する

一緒に人生の旅をするパートナーのことを知らないと楽しい旅にはなりません。現地に到着したら、違ったオプションを選ぶのもいいですね。人生は一人では生きられません。自分を大切にする人は家族も大切にします。

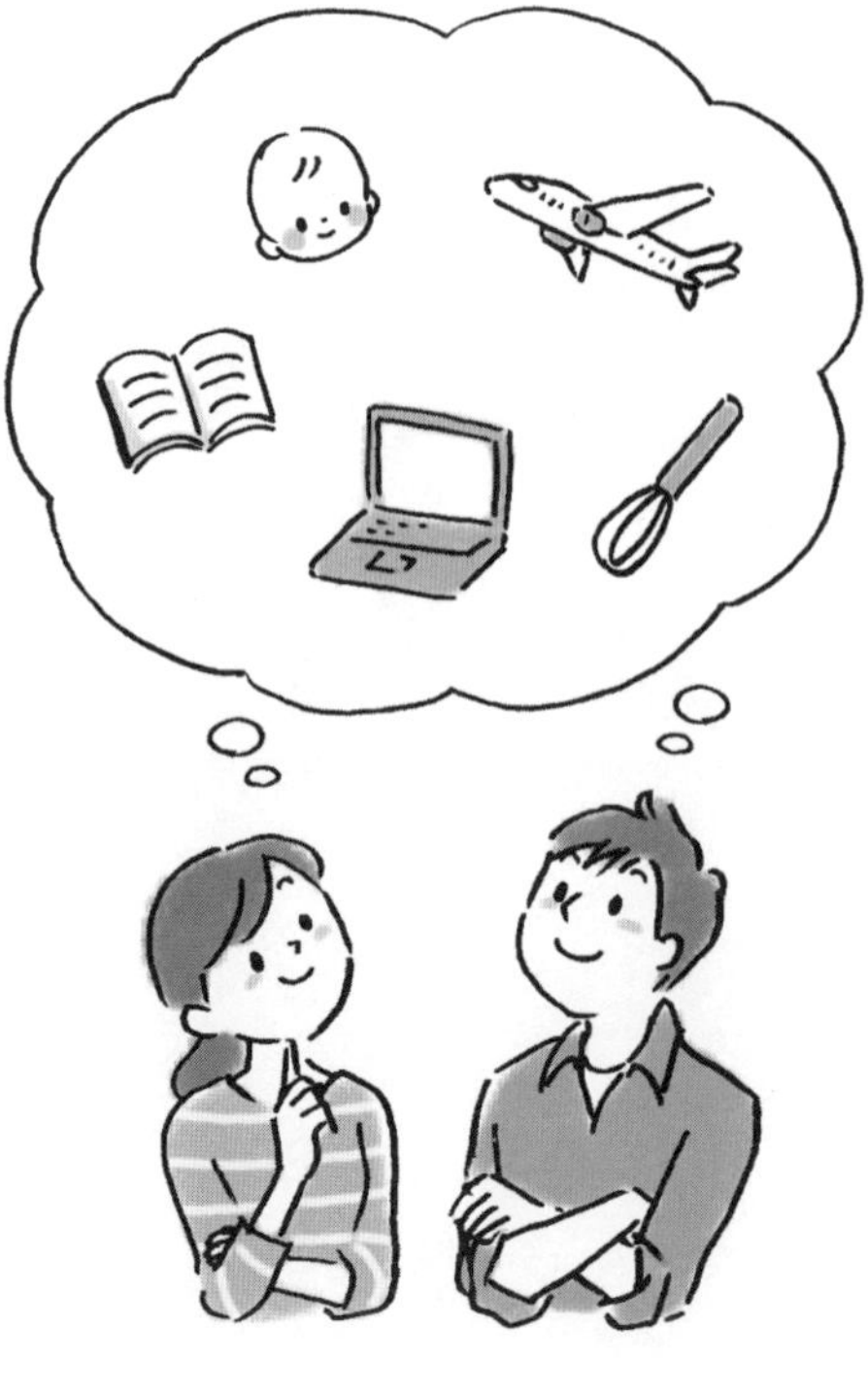

④目標やライフイベントに必要な費用を試算する

楽しく生きていくためには資金が必要です。そのためには貯蓄がどのくらい必要なのか。無理のない身の丈生活とは。美味しいものを食べるのではなく、美味しくして食べる工夫が必要です。

⑤見える化する

人生計画表は家族で共有してください。人間は弱いものです。すぐに楽な方に流されます。いつも唱えることによって意志が強くなり、家族で達成することができます。

最後になりましたが、旅をするためには「体力」が要ります。人生１００年を生き抜くためには健康でないと何事もできません。このライフプランの中に「健康プラン」も忘れずに書いてみてください。「心の健康、体の健康をバランスよく」です。

次頁は人生計画表の作成例（案）です。

西暦	年齢	イベント	仕事目標・能力開発	家族のイベント	入出金・貯蓄目標
20XX	22歳	就職			
20XX	25歳		TOEIC850点	人生の良きパートナーを探す	100万円
20XX	30歳	結婚			300万円
20XX	32歳		人事異動により違った部署を経験＊1	第一子誕生 ・育メンの楽しさを味わう	
20XX	35歳	管理職に昇進	マネジメント、マーケティング、プログラミング等を勉強する	第二子誕生 ・子ども達としっかり遊ぶ＊2	マイホーム購入
20XX	40歳		人間学を学ぶ		
20XX	45歳		新しい人脈の構築＊3	子どもとの対話重視、家庭が癒しの場になる	
	50歳		新しい価値観の構築＊4	・健康を見直す（食事、運動）	
20XX	55歳	早期退職	新事業を立ち上げる	夫婦の対話重視	退職金
2XXX	70歳		生涯現役を目指して社会貢献活動＊5	結婚40周年	住宅ローン完済
2XXX	80歳	林住期・遊行期	仕事は楽しく・人生はおもしろく	健康が一番、「しあわせ」を実感	

＊1　人事異動は新しい己の発見になる。
＊2　子育ての大切な時期。手抜きは将来大きな負担となる。
＊3　人生を語り合える友人や仕事の良きパートナーを見つける時期。
＊4　自分らしい仕事とは。自分にしかできない仕事とは。
＊5　最終目標としてどんな人生を歩むのかを考えてみる。

ここでは大学を卒業して会社に就職をするというごく一般的なケースを例に挙げましたが、若い時代に起業して「成功・失敗」を重ねて人生を謳歌している人も多いです。できるだけ早い時期に「やりたいこと」を見つけて挑戦してみてください。「あなたらしい・あなたしか」できない表の作成をする（「考える」⇒「行動する」）ことによって自己成長に繋がります。必ず今の年齢から作成を始めてください。

２　各世代への設計ポイント

《有形資産と無形資産とに分けて考えてみる》

有形資産：土地、建物、現金、預金、株券

無形資産：免許、特許、商標、スキル、特技、人間関係（ネットワーク）、人間性、イノベーション能力、創造力、起業家精神、健康、笑い（ユーモア）

①ヤング世代（20代～40代）

20代で培った能力がそろそろ通じなくなってきている世代です。新しい能力を身につける勉強が必要です。この世代の勉強（実学）が、次の大きなステップに必ず繋がります。また、結婚も大きなイベントです。結婚することで、人生のパートナーの大切さを理解し、また、子育てすることで、人財育成の難しさを体験するのです。特に、この世代でたくさんの無形資産を貯めてください。そうすれば選択肢がたくさんできます。人事異動で色々な部署を経験するのもいいですね。人脈が広がり、また様々な仕事に真摯に取り組むことで新しい運命が拓かれます（144頁参照）。⇓**人間は一人では生きていけない。良きパートナーが必要です。**

②ミドル世代（40代～60代）

世間、人生がぼんやり見えて来る世代です。他人との比較をしたくなりますが、「人は人、己は己」、ここは、黙って**自分力**をしっかり磨いてください。この時期は、住宅ローンや教育費など、お金のやりくりは大変ですが、ある意味で、有形資産・無形資産が一番貯まる時期ですので、ゆっくりと自己投資・自己再生です。また、この時期に、自分のやりたいこと（夢）に挑戦する。起業への道もいいですね。若い時の苦労は必ず将来に繋がります。⇓**人生が「おもしろく」なってきますよ。**

③シニア世代（60代～80代）

この世代になりますと世間、人生がはっきり見えてきます。60代といえば、人生１００年時代から見れば、まだまだヤング世代ですが、ここはあえてシニア世代とさせてください。これからの世代は、今までどのように生きてきたかで大きく変わります。ミドル世代で磨いた自分力が発揮されます。自分らしい、自分しかできない仕事に挑戦して楽しく暮らせます。自分力が磨けていない方は、遅くないですから、これから自分力を発見して磨いていってください。この世代で自分力を発見する方法は、過去を捨て、まず、目の前の仕事から一生懸命に取り組むことです。過去に拘りますと大切なものを見失います。過去は過去です。今を真剣に生きれば、未来は見えてきます。有形資産・無形資産の棚卸をして、再活用してください。⇓**過去と未来はないです。あるのは「今」だけです。**

④シルバー世代（80代～100代）

この世代の人を見ておりますと、仕事より娯楽や余暇を優先する人が多いです。生涯現役の方は、仕事に人生を合わせるのではなく、人生に仕事を合わせて、己は勿論、周りの人も「しあわせ」にされています。特に、健康に留意され、「人生をおもしろく」する術を教えて頂けます。そんな人は、若い世代にしっかり計画を立てて、有形・無形資産を作り上げておられます。⇒**「利他の精神：自己の利益よりも、他者の利益を優先する考え方」を大切にされています。**

五木寛之氏の著書『孤独のすすめ』（中公新書ラクレ）に、シルバー世代の生き方のヒントがありますのでご紹介します。

高齢化社会にどう生きるのかを考えたとき、私の頭に浮かんだのは、減速して生きるというイメージでした。それも無理にブレーキをかけるのではなく、精神活動は高めながら自然にスピードを制御する、という発想です。

　回転は上げつつ、減速して生きる。それこそが現代人のテーマではないかと、今しきりに思うのです。

⇒「回転は上げつつ、減速して生きる」。年と共に体は衰えていきますが、精神は衰えません。サミュエル・ウルマンの詩に「青春とは人生のある時期ではなく、心の持ち方を言う」とあります。いくつになっても「心は青春」でありたいですね。

価値観は変化する

　内閣府による、全国の16～29歳、1万人を対象とした「就労等に関する若者の意識」の調査（２０１７年）において、「仕事よりも家庭・プライベートを優先する」と答えた人は63・7％。２０１１年調査の52・9％より約10ポイント超増えています。「仕事ばかりの人生はイヤ」「お金より家族との時間が大事」。いわゆる「いい大学を出て大きな会社に勤めて一生懸命働けば、安定して幸せな人生を送ることができる」という価値観はいまだ根強い一方で、そこにとらわれない人は20～30代を中心にじわじわ増えつつあります。

このように、時代と共に、価値観は変化していきます。あなたの人生にとって何が大切ですか。今回の人生計画表を作成することで、あなたの価値観を再発見してください。今後、あなたの価値観も変化していきますので、その都度、書き換えればいいのです。今の価値観を大切にして人生計画表を必ず作成してください。

西洋の格言
「計画を立てないのは、失敗する計画を立てているのと同じだ」

【コラム】人生の時期

- 古代インドでは人生を80年として4つに分けて考えていたようです。

学《がく》生《しょう》期《き》	師の元で学習を行う
家《か》住《じゅう》期《き》	職に就き、妻子を養う
林《りん》住《じゅう》期《き》	すべての財産を捨てて森林にすみ、人生を見つめなおす
遊《ゆ》行《ぎょう》期《き》	あらゆる執着を捨て去り、遊行する

- 中国の論語には次のように書かれています。

志《し》学《がく》	吾十有五にして学に志し＝学問に志を立てる
而《じ》立《りつ》	三十にして立つ＝基礎ができ自立できる
不《ふ》惑《わく》	四十にして惑はず＝心の迷いがなくなる
知《ち》命《めい》	五十にして天命を知る＝天が己に与えてくれた使命を自覚できる
耳《じ》順《じゅん》	六十にして耳順ひ＝人の言うことを素直に理解できる
従《じゅう》心《しん》	七十にして心の欲する所に従ひて矩を踰えず＝自分のしたいことをそのままやっても、人の道は踏み外すことがなくなる

- その他に中国の五行説に基づく考え方もあります。

「青春、朱夏、白秋、玄冬」

「青竜、朱雀、白虎、玄武」

笑いのある家庭は世界平和に繋がる

厚生労働省の国立社会保障・人口問題研究所が5年に1回、国勢調査の結果をもとに生涯未婚率（50歳時点で一度も結婚したことがない人の割合を示す数値）を割り出しています。男性は1970年まで、女性は1960年まで1％台が続いていましたが、その後は共に上昇傾向にあります。2018年（2015年データ）に発表された数値は、男性が前回（2010年）調査比3・23ポイント増の23・37％、女性が同3・45ポイント増の14・6％と、男女共に過去最高を更新しています。

朝日新聞社の世論調査と25～34歳の未婚者を対象にしたインターネット調査（1032人回答）からは、「結婚や子育てに明るい未来を描けない世相」が浮かび上がりました（注）。この調査結果をみながら、生涯未婚率の高い原因を考察してみたいと思います。

（注）朝日新聞「結婚・子育て、夢描きにくく…　朝日新聞社世論調査」2019年1月13日付朝刊24面より。

①結婚するメリットは大きいか？

結婚するメリット

	大きい	そうは思わない
女性が結婚するメリットは	36%	59%
男性が結婚するメリットは	43%	52%

（その他・答えないは省略）

⇓「結婚するメリットは大きい」との回答が男女とも50％未満であるのには驚かされました。結婚は本来、メリット・デメリットで結論を出すべきものではないです。結婚は、良き人生のパートナーを見つけ、次の世代を育てることで、人生を豊かにしてくれます。特に、結婚を通じて次の世代を育ててほしい。これを「命をつなぐ」といいます。

●「急いで結婚する必要はない。結婚は果物と違って、いくら遅くても季節はずれになることはない」（トルストイ）

●「悪い夫を手に入れる女性は、たいがい結婚を急ぎ過ぎた人です。よい夫を得られるなら、いくら結婚が遅れても、遅すぎることはありません」（ダニエル・デフォー）

●「結婚前には両目を大きく開いて見よ。結婚してからは片目を閉じよ」（トーマス・フラー）

②結婚はするべきか？

結婚はするべき？

必ずしもしなくてよい(%)		できるだけするべき（%）
45	男性全体	53
55	女性全体	43
69	男性 18〜29 歳	27
78	女性 18〜29 歳	20
53	男性 30 代	46
68	女性 30 代	31
26	男性 70 歳以上	71
34	女性 70 歳以上	63

⇓注目すべきことに、「結婚は必ずしもしなくてよい」と、若い男女（18歳〜29歳）の約70％が答えています。残念です。さらに、高齢者（70歳以上）の方々の約30％が「結婚は必ずしもしなくてよい」と答えておられて少し複雑な気持ちになりました。これは、今の高齢者の方々が「夫婦の良さ」を味わっておられないのが理由であると考えられます。もっと多くの高齢者の方々が「結婚するって楽しいよ」と教えてくだされば、若者の結婚観も変わってくるのではないかと思います。これから

は、「夫婦生活」の楽しさを伝えていかねばならないと実感しております。

③結婚相手に求める年収

昔から「一人口は食えぬが二人口は食える」と言われています。これは、「結婚したら無駄が省け、また、楽しいですよ」との意味ですが、やっぱりお金はいりますね。それではどれくらいの年収が期待されているのでしょうか。

⇩結婚相手に求める年収の調査に「関係ない」と答えた男性は64％で、女性は19％でした。また、女性の約7割が、結婚相手を選ぶ時の「譲れない条件」（複数回答）の一つに「収入」を挙げています。国税庁の2017年度の調査では、男性の平均給与は正規雇用548万円、非正規雇用292万円でした。

結婚相手に求める年収

男性（%）		女性（%）
64	関係ない	19
18	200万以上	18
14	400万以上	41
2	600万以上	15
0	800万以上	4
1	1千万以上	3

④家族とは

家族に関する考え方

	そう思う（%）	そうは思わない（%）
結婚したら子どもを持つ方がよい	77	13
子どもが幼いうちは、母親が家で面倒をみる方がよい	63	30
子どもが親の老後の世話をするのは当然だ	31	58
家族とは、困ったときの頼みの綱だ	70	24
ペットも家族の一員だ	67	24

⇒「結婚したら子どもを持つ方がよい」に「そう思う」が77％で少し安堵しました。若い人には子どもを育てる楽しさを味わってほしいです。

「子どもが親の老後の世話をするのは当然だ」に対して「そうは思わない」が58％。もう親は子どもに頼ることなく自立しなくてはいけないようですね。昔から「親孝行したいときには親はなし」と言いますが、今は「親孝行したくもないのに親がいる」のが現状のようです。

「家族とは、困ったときの頼みの綱だ」に対して「そう思う」が70％で安堵しました。家族とはこころ温かいものです。頼る、頼られるは別問題として、いつでも「頼れる、頼られる家族」でありたいものですね。

⑤結婚したい人の理由

結婚したい理由（複数回答・抜粋）

愛する人と暮らせるから	85％
安らぎの場が得られるから	77％
老後に一人でいたくないから	77％

⇓結婚したら、安らぎの場があり、老後の不安もなくなると理解しているのに、なぜ結婚しないのか。

「お金がないから」と答える人が多いですが、本当は、「愛する人」がいないのが現状です。「愛されたい」ばかりを考えて「愛する」ことを忘れているようです。

『星の王子さま』（サン・テグジュペリ著、新潮文庫）に「ものごとはね、心で見なくてはよく見えない。いちばんたいせつなことは、目には見えない」と書いてあります。いちばんたいせつなこと、それは「愛」かもしれませんね。目で見えないものを見る。難しいですね。見えなかったら感じるしかないですね。これも難しいですね。

まずは、「しあわせな人」と友達になり付き合うことです。「しあわせ」を実感できたら、次に「しあわせにしたい」が現れ、「愛する」ことが理解できますよ。その過程で、燃えるような恋愛をして、結婚してください。愛情いっぱいの家庭をつくってください。子どもに愛情をいっぱい注いでください。家族で笑ってください。**「笑いのある家庭」⇓「笑いのある社会」⇓「笑いのある世界」⇓「世界平和」**へと繋がります。

マザー・テレサが「誰かに微笑みかけること、それは愛の表現であり、その人へのすばらしい贈り物となるのです」という言葉を残しています。「愛情を注ぐ」ということは、たくさんの微笑みを与えることではないでしょうか。家族が微笑みでいっぱいになれば、自然と家族の絆が強くなります。「愛」とは微笑みかけることから始まるようです。「笑い」の重要性が伝わりましたでしょうか。

笑いは健康長寿への道しるべ

日本人の平均寿命と健康寿命

	男性	女性
平均寿命	81.9 歳	87.26 歳
健康寿命	72.14 歳	74.79 歳
その差（介護などが必要となる期間）	8.95 歳	12.47 歳

出典:「平成 29 年簡易生命表」、「第 11 回健康日本 21（第二次）推進専門委員会資料」（厚生労働省）

厚生労働省は２０１８年３月、介護を受けたり寝たきりになったりせず日常生活を送れる期間を示す「健康寿命」について、２０１６年は男性72・14歳、女性74・79歳だったと発表しました。前回（２０１３年時点）と比べ、男性は０・95歳、女性は０・58歳延びたことになります。平均寿命との差も男女とも縮小しました。厚労省は食生活の改善などが寄与していると分析しています。

１　健康長寿への三大要素

①笑い（ユーモア）：楽しく生きたい。（家庭教育）

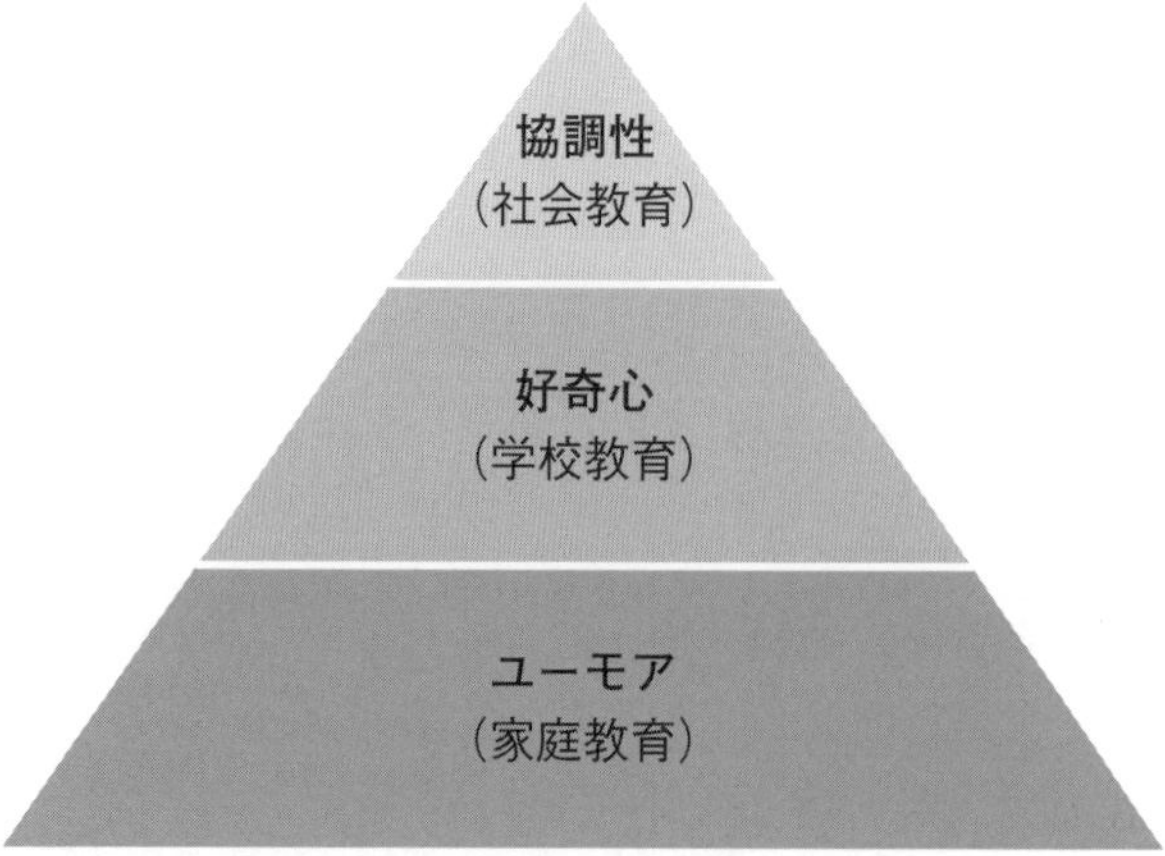

②好奇心：知りたい、学びたい。（学校教育）
③協調性：仲良くしたい。（社会教育）

人は、温かい家庭から「楽しい」を学び、「何故？」と考え、それを解いていき、ものごとを知る「おもしろさ」を学校から学び、人との交わりの「楽しさ」、人生を歩む「おもしろさ」を社会から学ぶのです。これらは健康長寿への三大要素です。
⇒**人＋教育＝人間**。人は教育によって人間に育っていくのです。

①笑い（ユーモア）：楽しく生きたい

２０１７年に１０５歳でお亡くなりになりました医師の日野原重明先生（注）が、「ユーモアさえあれば人生を豊かに楽しく生きていける」と言われています。また、史上最長寿記録者として知られる、１２２歳まで生きたフランスの婦人ジャンヌ＝ルイーズ・カルマンさんは、長生きの秘密は「退屈しないことと笑うこと」という言葉を残しています（『精神神経学雑誌』２００１年第１０３巻第11号より）。

「退屈しないこと」は好奇心に繋がります。「明るく元気」という言葉がありますが、元気には明るいが一番相応しいようです。明るい（笑う）＝元気（健康）です。楽しく生きることの基本はやっぱり笑うことですね。もう一つ、笑うということで忘れてはならないのが、「おもしろい」と感じるこころです。このこころがユーモアを育むのです。

（注）日野原重明（ひのはら　しげあき、１９１１年－２０１７年）、聖路加国際病院名誉院長、名言：命とは持っている時間のこと

②好奇心：ものごとを知りたい、学びたい

ノーベル医学生理学賞を受賞された本庄佑さんが、研究で心がけていることを尋ねられると「好奇心、そして、簡単に信じないことだ」と語られました。好奇心によってものご

との本質を研究することは正に人間としての本能（知りたい、学びたい）の一つです。この好奇心によって人間は文明（科学）を発展させ、現在の「凄い」社会を形成したのです。

また、「簡単に信じないこと」としては、免疫を強くする働きがあるなら、それを弱める仕組みもあると考え、それを分子レベルで発見されたことが、偉大な成果につながったのです。こんな逆転の発想が大事ですね。

③協調性：仲良く暮らしたい

「俺が俺がの『が』を捨てて、お陰お陰の『げ』で生きよ」。

「人間」は人の間と書きます。人の間で生きているのが人間です。人間は一人では生きていけないのです。様々な人と人とのかかわりがあって生活ができているのです。「おかげ様です」の言葉が「協調性」の根本です。

「自信満々、謙虚で生きよ！」ですね。

《コミュニケーションの重要性》

こんな記事がありました。

人間が社会的な生き物であることは、人間の進化からも明らかです。ネアンデルタール人と我われホモ・サピエンスは二十万年前は共存していたと考えられています。なぜサピエンスが生き残ったのでしょうか。かつて「サピエンスが賢かったから」という説がありましたが、それは違うことが分かりました。ネアンデルタール人は強靭な肉体を持ち、脳もサピエンスより大きかったのです。

サピエンスは百五十人もの集団で暮らすこともありましたが、ネアンデルタール人は二十人くらいの家族単位で暮らしていたとみられます。集団の大きさは両者の脳の発達に影響を与えました。ネアンデルタール人は視野や視覚が発達しましたが、サピエンスは前頭葉が発達しました。ここは社会性を司る部位です。つまり、弱かったサピエンスは、集団の力、協力することで進化を遂げたのです。

（「環境問題解決の鍵となる『緑の科学』村上和雄（筑波大学名誉教授）」『致知

２０１９年９月号』致知出版社）

⇒集団の力、協力することで、一番大切なのはコミュニケーションです。ＩＴや素晴らしいロボットは世の中を発展させますが、人間を成長させません。人間は、コミュニケーションによって幸福を与え、苦しみを分かち合いながら、「人間は一人では生きていけない」ことを学び成長、進化を遂げるのです。

2　健康長寿の秘訣
——おもしろいなあ　いっぺんやってみ　なかようやりや

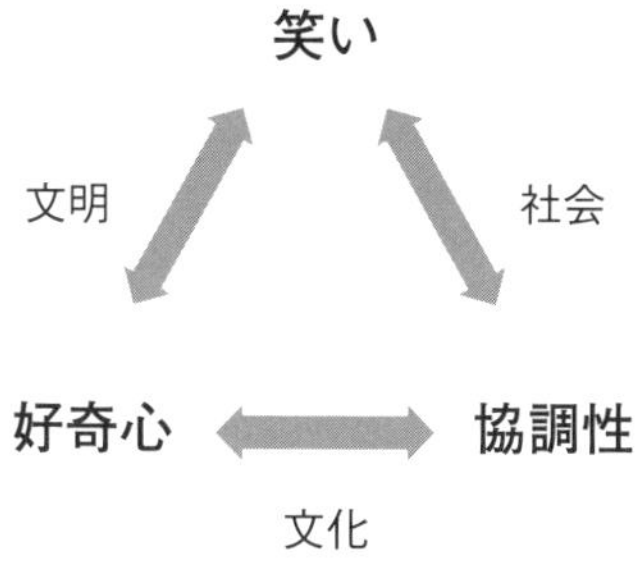

・笑　い：おもしろいなあ（こころ）
・好奇心：いっぺんやってみ（行動）
・協調性：なかようやりや（協力）

・　笑い　＋好奇心＝文明（科学）
・好奇心＋協調性＝文化（教養）
・協調性＋　笑い　＝社会（家庭）

人間は何かの現象を見て、「おもしろいなあ（笑い）＝なぜ?」と感じ、「いっぺんやってみ（行動）」で、凄い技術を開発して文明（科学）を発展させ、その文明（科学）をより良い方向性にするために、全員で話し合い一生懸命に取り組み、討論して改善をしてきました（協力）。まさに謹厳実直、それが日本人の評価（文化）になったのです。そして楽しく仲良く暮らすために社会を形成してきました。これらの三つの要素がバランスよく組み合わせることで健康でこころ豊かな生活（健康長寿）

へと繋がっていくのです。

笑い・好奇心・協調性を大阪弁で言い表しますと「おもしろいなあ・いっぺんやってみ・なかようやりや」です。これがまさしく健康長寿の基本です。まずは、「おもしろい」と感ずるこころです。次に「いっぺんやってみたい」と思う行動です。そして、人は一人では何もできませんので、たくさんの人の知恵を出し合い「なかようやりや」の協力です。

これは人の生き方だけでなく、会社や職場でも同じことが言えます。会社や職場に「おもしろいなあ・いっぺんやってみ・なかようやりや」の風土があれば、その会社・職場は大丈夫です。いついつまでも活性し発展し続けます。これが健康経営の秘訣でもあります（161頁「職場風土改革と笑い（ユーモア）の効用」参照）。

3　病気の主な原因

大きな原因として3つがあります。①働きすぎ、②食べすぎ、③ストレスです。この3つを少し解説してみます（ウイルス感染や事故などによる病気は除きます）。

働きすぎ

過労です。過労にはまず休息・睡眠が一番です。「睡眠時間を惜しんで働く」これはまったくのナンセンスです。睡眠は生物の根源的欲求です。寝不足は百害あって一利なしです。まずは睡眠を大切にしてください。睡眠は脳の掃除の時間です。睡眠は、日中に脳細胞の間にたまった有害なたんぱく質を除去し、翌日に備えて脳を修復・回復してくれます。

睡眠中には体の成長を促す成長ホルモンが分泌され、細胞の新陳代謝を促しますので、骨や体がつくられ、成長期の子どもでは発育が促進されます。子どもには絶対に睡眠は必要です。「寝る子はよく育つ」です。

大人にとっても睡眠は重要です。成長ホルモンは年齢にかかわらず、私たちの人間の身体の健康を保つのに役立っています。体内のあらゆる臓器の代謝を促進する働きがあり、アンチエイジング（抗老化）にも関連しています。また、体の種々の細胞が再生され、免疫力が高まり自己治癒力を促し、がんにもなりにくくなり、認知症予防にも効果がありま す。睡眠時間に個人差はありますが、最低7時間は確保してください。

《睡眠の質を高める方法》

一流の人に働き過ぎはいません。仕事を楽しんでいますので、上手に自己コントロールをしています。そして、睡眠時間が少なくても睡眠の質を良くして脳を活性化させています。そこで、睡眠の質を上げるのに、様々な方法がありますが、特に大切なのは、寝る環境です。

- **照明**：間接照明で照度を落とし、暖色光にする。
  寝る前のテレビやスマートフォンは控えてください。
- **温度**：室温26度（夏場）、23度（冬場）、湿度50％、各前後が理想。
- **運動**：散歩をすると一日の良きリズムができます。朝の散歩も良いですが、夕方の散歩は程よい疲労感が得られて睡眠の質を高めてくれます。
  寝る前に軽いストレッチ（ヨガ）などをして、体全体をリラックス。
- **寝具**：体にフイットした寝具を使うことで眠りがより深くなります。寝返りが打てるような、ふわふわして軽く、汗を吸いやすいものがお薦めです。
  この機会に、寝具に少しお金をかけてみてください。寝るのが楽しくなります。

人生の3分の1は寝ていますので。

・風呂：40度位のぬるま湯に15分~30分ほど入り、ゆっくり体温を上げる。入浴も就寝2時間前ごろが効果的。水分補給も忘れずに。

※お酒：寝酒を飲むとアルコールの鎮静作用で寝付きはよくなりますが、利尿作用によって途中覚醒しますので、かえって睡眠が浅くなり寝不足になることがあります。

《早起きは三文の徳》

早起きは、誰にでもできる人類最古の健康法です。朝に輝く太陽は、生きるエネルギーをくれます。免疫力を高め、肌もツヤツヤにしてくれます。『早起き』して、鳥たちのさえずりに耳をすませ、花や木々の変化など、季節の移り変わりを五感で感じてください。朝日を浴びると、セロトニンというホルモンが分泌され、気持ちを前向きにし、やる気を引き出してくれます。気持ちの良い健やかな一日が始まります。眠る位置を朝日が差し込む方向にするだけでも変わってきます。三文？　現在の価値では約１００円です。日々の積み重ねが大切です。

食べすぎ

昔の諺に、「腹8分目医者いらず　腹6分目薬いらず」「三里四方のものを食べれば病知らず」があります。食べ過ぎず、身近な食材を上手に頂くのが基本です。

《医笑同源》

笑いも食べ物も源は同じ、すなわち笑いは健康を保つうえで毎日の食べ物と同じく大切であり、楽しく笑う事は、毎日美味しく食べる事と同様に、心身を穏やかにしてくれると考えております。

《旬と五感を大切に》

昔の人は、自然と共に暮らす智慧を持っていました。「春は苦み、夏は酢の物、秋は辛み、冬は油と心してくえ」というように、季節ごとに体に必要なものを食べ、冬は油分をとって寒さに備える。また、「春芽　夏葉　秋実　冬根」といって、植物が力を蓄える旬のものを食べるようにしていました。魚にも鰆（サワラ）、春告魚（ニシン）、秋刀魚（サンマ）、鱈（タラ）などの旬があります。
五感は、目で見る色、口で味わう五味、鼻で味わう匂い、耳は噛んだ時の音（食感）、体で感じる四季感（触感）です。同じ色、味、匂いでなく、色々な色、味、匂いのものをバランスよく食べることが大切です。そして、人間は生命を頂いて生命を維持していますので、捨てることなくできる限り「丸ごと」頂きたいですね。また、器・食べる場所・誰と食べるかも大切にしてください。そうすれば食べ過ぎることはないです。

《免疫力を上げる「**たまにはすきになさい**」》

た：卵⇒良質なたんぱく質が含まれており、生命の源です。

ま：豆類（納豆、豆腐等）⇒特に納豆は、アレルギンという免疫力を高めて若返り効果をもたらすアミノ酸が豊富に含まれています。

に：乳製品（ヨーグルト、チーズ、牛乳等）⇒腸内のコンディションを整え、免疫系を活性化させるビフィズス菌などの乳酸菌によって善玉菌優位の状態にすると腸内環境が整えられ、感染症に対する抵抗力も増してきます。

わ：ワカメ（海藻）⇓こんぶ、もずく、めかぶ等の海藻には、食物繊維の一種であるフコイダンという多糖類が含まれており、生活習慣病のほとんどの症状を改善し、抗がん作用もあるといわれています。

す：酢⇓人間の体内に存在する20種類のアミノ酸が含まれています。特に、体内では合成できない必須アミノ酸9種類がバランスよく含まれています。

き：きのこ類⇓しいたけやまいたけには、免疫力を向上させるβグルカゴンが含まれています。干ししいたけにはビタミンDがたくさん含まれています。生しいたけの10倍です。

に：にんにく⇓1990年にアメリカ国立ガン研究所が公開した「デザイナーズ・フード・プログラム」では、「ガン予防効果の可能性のある食品」として最重要ランクを与えられています。

な：生野菜⇓緑黄色野菜は、βカロチン、ミネラル、植物繊維等を多く含みます。白色（淡色）野菜は、白血球の機能を活性化して、免疫力を高めがん予防になります。

さ：魚類（青魚）⇓あじ、さば、いわしなどの青背の魚は、血圧を下げ脳の機能を高める

ＤＨＡや、血管を拡張し血行を良くして、血液をサラサラにするＥＰＡが含まれています。＊ＤＨＡ：ドコサヘキサエン酸、ＥＰＡ：エイコサペンタエン酸

い：芋類⇒食物繊維が多く、便秘を改善し腸の壁を刺激します。

ヌルヌルした山芋、里芋などは免疫力を高め、がんや潰瘍を予防します。

《腸は第二の脳》

腸は食べたものを便として出します。便を観察してみてください。あなたの腸内細菌が健康的な状態であるかどうかがわかります。注意してもらいたいのは、便の性状やにおいです。色は黄色、もしくは黄色がかった褐色で、多少のにおいがあっても臭くはなく、バナナのような形で柔らかいものが理想とされています。逆に黒っぽく嫌な臭いがある便は、腸内細菌のバランスが悪くなっている状態と言えます。そんな時は、タンパク質の摂りすぎが原因であることが多いですので、野菜を増やしてください。便秘は一番の敵です。便通が悪い時は、乳製品を多く摂るとか、お薬を飲むなど様々な工夫をして出す努力をしてください。

食事3ヵ条

① 仲間と楽しい会話をしながら・笑いながら食べる。

② 良く噛んで食べる：消化にもいいですが、脳が刺激されます。

③ たくさんの種類を好き嫌いなく何でも食べる。

「いただきます」「ご馳走さまでした」の感謝の言葉も忘れないようにしたいですね。

ストレス

世界保健機関（WHO）では、「ストレスは21世紀のはやり病」といわれています。今やストレス時代、私たちの日常生活はストレスで溢れ、生きていく上で避けて通ることはできません。その様々なストレスが「継続的な交感神経緊張状態」を作ります。つまり交感神経が緊張モードに偏り、それが継続的なものとなると、病気が発症します（病気発症の原因の約70％は交感神経優位で発症し、残りの約30％は副交感神経優位で起こります）。

では、ストレスは悪玉なのかといえば、必ずしもそうではありません。人間はストレスがまったくなかったり、少なすぎたりすると、体の緊張がなくなり、心と体が鈍り退化していきます。定年で退職したら、仕事でのストレスや緊張から一気に解放されますが、趣味がなく仕事一筋で生活してきた人にとって、それは過少ストレスであり、そのために一気に老け込んでしまい、認知症へと繋がります。

ストレス学説を提唱した生理学者のハンス・セリエ博士は、「ストレスは人生のスパイスである」と述べています。受験のストレス、仕事上のストレスなどあらゆるストレスがありますが、それらのストレスを乗り越えて、人間は成長していくのです。

古代の人は、「猛獣から襲われる」というストレスがあり、その解決法として猛獣と闘う道具を開発したのです。現代人は、「暑い」というストレスの解消のためにクーラーを、遠くまで行くのが大変（ストレス）だから自動車や飛行機を開発しました。人間はストレス解消のため、快適に過ごすために、文明を発展させてきました。

だから、ストレスと上手く向き合うことで、豊かな人生を送ることができるのです。「ストレスに勝つ」と思っていると、逆にストレスが溜まることになります。まずは、「ストレスを楽しむ」という発想が大切です。そうすると、良きアイデアが脳から湧き上がってきます。如何に、そのストレスが小さいことであったかがわかります。

《不安と興奮は同じメカニズムである》

「ストレスを楽しむ」ために、次のことを知っておくと良いでしょう。

たとえば人前で話をする時、不安で胸がドキドキします。血圧が上がり、呼吸が早くなります。上手く話し終えた時、興奮して胸がワクワクして、血圧が上がり、呼吸が早くなります。不安も興奮も身体にとって同じ現象が起きているのです。

学生時代、数学の問題を解く時、「解けなかったらどうしょう」と言うより「よし解いてやる」と思って取り組みましたね。解けないと「違う解き方」を工夫しましたね。難しければ難しいほど心がワクワクして挑戦しました。解けた時の興奮は最高でしたね。数学に限らず、何事も難しい問題に挑戦する時は「不安（悪いストレス）」があります。その「不安」を「興奮（良いストレス）」に変えることで新しい道が開けるのです。

大切なのは、今の状況は変えることができませんが、あなた自身の考え方は変えられる

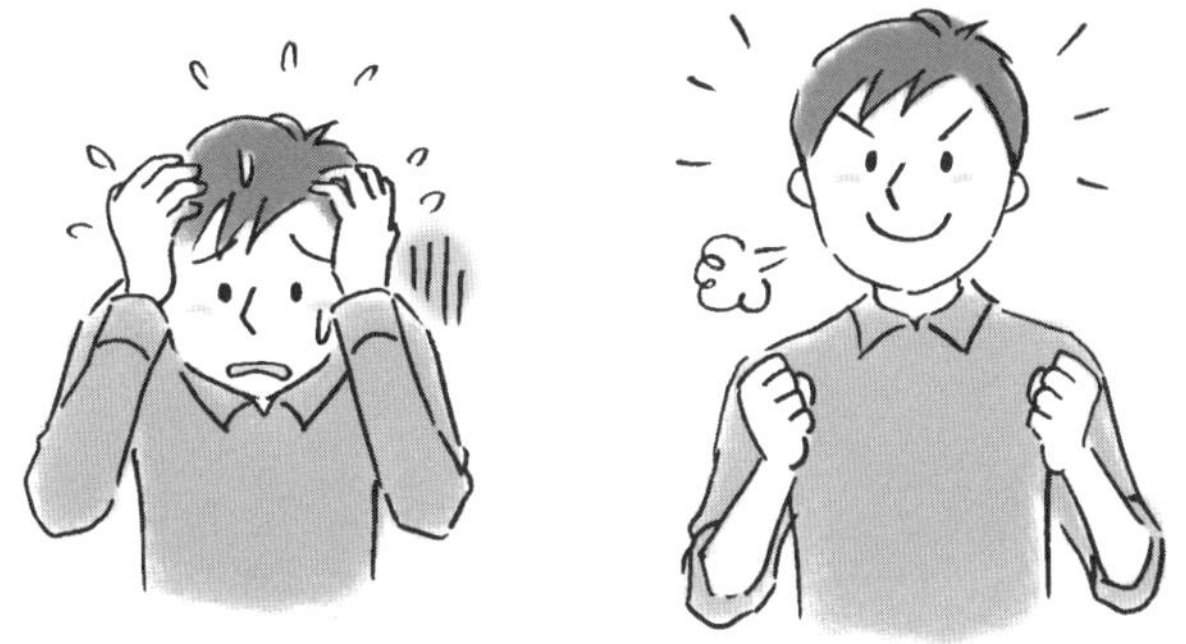

不安（悪いストレス）の例		興奮（良いストレス）の例
「失敗したらどうしよう」	変える ➡	「やってみないと分からない。やるぞ」
「嫌われたらどうしよう」	➡	「己の信じる道を歩むしかない」
「歳を取ったらどうしよう」	➡	「歳を取ることを楽しもう」
「死んだらどうしよう」	➡	「死ぬまでにやりたいことをやろう」
▲ 心を悩ます対象が曖昧で解決方法なし。ストレスから逃げている。		▲ 対象が明確で、今やるべきことがある。ストレスを楽しんでいる。

ということです。何かに直面したとき、それを「不安」とするか「興奮」とするかで、ストレスが身体に及ぼす影響が変わってきます。勿論、「興奮」と捉えられれば良い刺激になります。良い刺激は身体に活力をもたらしてくれます。あなたは、ストレスから逃げるのか、ストレスを楽しむのか、どちらを選択しますか。

不安を興奮に変える魔法の言葉があります。それは、**「私は不幸にならない。絶対に幸せになる。」**と念じて笑うことです。何事も「プラス思考」に考えればいいのです。これが最高のストレス解消法です。仕事が溜まっている時、「こんなに仕事があって有難いことだ」と思えばいいのです。そうすれば、もっと仕事を効率的にできる良きアイデア「今、何をすべきか！」が自然と浮かんできます。また、いつも、心をワクワクさせて楽しく仕事をしていますと、必ず人様が助けてくれます。人様は楽しく仕事をしている人を裏切りません。このようなプラス思考が、潜在意識に働きかけて「不思議な力（火事場の馬鹿力）」が出るようになっているのが、人間の身体の不思議な仕組みなのです（２０７頁「己に勝つ（火事場の馬鹿力）」参照）。

人生何事も良い方に考えよう。がんばっても仕方がないときがある。
あせっても仕方がないときがある。降り出した雨はやむのを待つしかない。

【コラム】プラス思考（ありがとう）

いくら不安に思っても何も解決しません。大切なことは思考を変えることです。マザーテレサの有名な名言に「思考に気をつけなさい、それはいつか言葉になるから。言葉に気をつけなさい、それはいつか行動になるから。行動に気をつけなさい、それはいつか習慣になるから。習慣に気をつけなさい、それはいつか性格になるから。性格に気をつけなさい、それはいつか運命になるから」があります。先ずはマイナス思考からプラス思考に思考を変えることです。「できません↓明日ならできます」「ないです↓探してみます」。このように、思考が言葉になり行動を生み出します。でも、分かっていてもなかなか実行ができませんね。そこで、まず「ありがとう」を増やしてみてはどうですか。朝、食事をつくってくれたお母さんに、バスから降りるとき運転手さんに、買い物をしたとき店員さんに、用事をしてくれた後輩に、すべてのものに感謝して、意識的に「ありがとう」を言う習慣をつけてください。なかなか「己」を変えることはできませんが、「ありがとう」を言い続けることで、周りがあなたを変えてくれますよ。「ありがとう」は魔法の言葉です。

4　人間はなぜ笑わなくてはいけないのか

人間は、人と人の間に生きていますので、必ずストレスは溜まります。そのストレス解消に、神様が人間だけに与えてくださった能力、それが「笑い」です。だから、人間は**笑った方がいいのではなく、笑わなくてはいけないのです。**

ここでは、歴史上の人物の名言から「人間はなぜ笑わなくてはいけないのか」の答えを見出してみたく思います。

- **「笑うのは幸福だからではない、むしろ、笑うから幸福なのだと言いたい。食べることが楽しいように、笑うことが楽しいのだ」**

　アラン（本名：エミール＝オーギュスト・シャルティエ、フランスの哲学者）

⇓人間は「しあわせ」になるために生きている。また、人の笑顔を見るほど「しあわせ」なことはないです。人の笑顔を見たければ、まず、己が笑顔にならなくてはいけません。

●「しあわせは いつも自分のこころがきめる」

相田みつを（日本の詩人・書家）

⇓「しあわせ」になりたければ、鏡に向かって「私はしあわせです」と言えばいいのです。そうすれば、自然と笑顔になり、「しあわせ」になります。お金はいりません。ただ（無料）です。笑顔って最高ですね。

●「笑いとは、地球上で一番苦しんでいる動物が発明したものである」

ニーチェ（ドイツの哲学者）

⇓動物は、苦しい時（ストレスから）逃げますが、人間はなかなか逃げることができません。そこで発見したのが「笑い」です。「笑い」が精神的・肉体的な苦しさを緩和することは、近年の医学的論文から明らかになってきています。

●「笑顔は女の子ができる最高のメイクよ」

マリリン・モンロー（アメリカ合衆国の女優、モデル）

⇓笑顔美人って言います。本当ですね。化粧品はいりません⁉

●「一度も笑わなかった１日は無駄な１日だ」

チャールズ・チャップリン（イギリス出身の映画俳優、映画監督、コメディアン、脚本家、映画プロデューサー、作曲家）

⇓〝笑い〟が、人生を生き抜くのに如何に大切なものであるかを物語っています。喜劇王として名高いチャップリンの言葉ですから説得力がありますね。

●「一流の人物というのは、ユーモアのセンスを必ず持つ」

獅子文六（小説家）

⇓一流の人物は、笑い（ユーモア）で人のこころを和らげ、人のこころを掴みます。笑い（ユーモア）は、一流人のマナー、教養ですね。

●「泣いている人、困っている人、お腹がすいた人、みんな僕の顔を食べると、ニコッと

笑顔になるんだ。その笑顔を見るとね、嬉しくて僕も自然に笑顔になる」

アンパンマン（やなせたかしが描く一連の絵本シリーズ）

⇓アンパンマンの笑顔は日本中の子どもたちに笑顔を届けました。その子供たちの笑顔を見て、大人が笑顔になりこころも癒されました。笑顔の連鎖です。

以上、先人たちの言葉をお借りして、笑い（ユーモア）の素晴らしさをお伝えしました。「人間はなぜ笑わなくてはいけないのか」をご理解頂けましたでしょうか。次の章では、笑いの効用、特に「健康力」について、医学的な情報に基づいて詳しく説明させて頂きます。

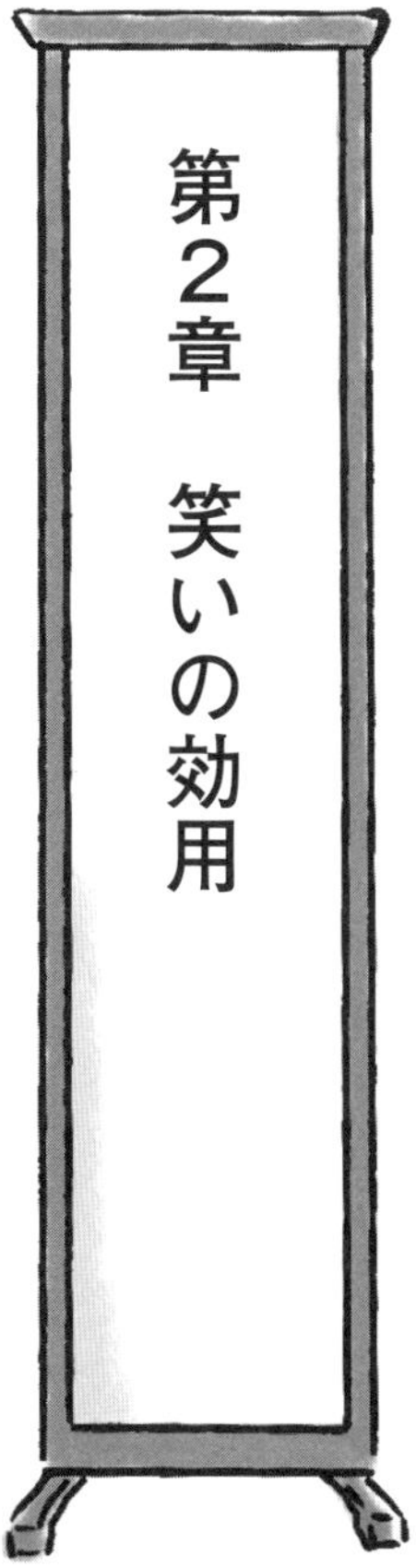

第2章　笑いの効用

人生100年時代を楽しく・おもしろく生きるには、**自分力**（自分しかできない、自分らしい独自の価値観）を見つけ出していかねばならないとお話ししました。それを可能にするには、楽しく生きる**健康力**、人のこころを癒す**人間関係力**（コミュニケーション力）、おもしろいものを創り出す**創造力**（企画力）など、人間としての総合力（人間力、人間らしさ）が求められます。本章では、その3つの力を総合的に発揮できる「笑いの効用」をご紹介します。

健康力――笑いの効用①

昔からの諺に「笑いは百薬の長」「笑いに勝る良薬なし」があります。また、「病は気から」とも言われ、人間の持っている潜在意識（自然治癒力）によって、病がある程度良くなることも知られています。この潜在意識を高め、気の高ぶりを抑える（リラックスさせる）のが「笑い（ユーモア）」です。医学的に申しますと、「笑う」ことによって交感神経の緊張モードが緩み、継続的な交感神経緊張状態が解消されますので、様々な病気の予防や改善に役立つようです。最近は医学の分野でも笑いの効用に着目した研究が進み、このことが医学的に証明されてきています。

1　笑いの医学的効果

笑いには、主に次のような効果があります。

- ストレス緩和作用、リラックス効果
- 免疫力、自然治癒力の向上
- 痛みの緩和

この他にも、笑いの医学的効果について、たくさんの医学的文献が発表されています。

たとえば、自立神経系の安定[1]、関節リウマチなどの病気の回復[2][3]、認知症の予防と改善[4]などが報告されています。

血糖値の上昇を抑える、脳の血流量が増える[5]といった効果もあります。筑波大学の村上和雄名誉教授らによる、漫才による糖尿病改善の研究[6]は、米国の糖尿病専門誌に掲載されました。

笑いはメンタルヘルス対策にも有効であるとされ、様々な取り組みが行われています[7][8]。職場はストレスが蓄積されやすく、笑いは必須であると言えます。

2019年6月には、山形大学医学部が、笑う頻度と死亡や病気のリスクを分析した調査結果を発表しています。2万人の健診データを収集した山形県コホート研究をもとに分析したところ、ほとんど笑わない人は、よく笑う人に比べて死亡率が約2倍高く、脳卒中など心血管疾患の発症率も高かったということです。

これからも、ますます研究が進んでいくことと思われます。

2　笑いと免疫力

笑うとNK（ナチュラルキラー）細胞（がん細胞やウイルス感染細胞を退治してくれる免疫細胞）が活性化し、免疫力が上がることが確認されています。

20〜60歳の男女19人に3時間にわたり漫才・漫談・喜劇をみて笑ってもらったところ、NK細胞の活性が正常値より低い人は、正常値の範囲またはそれ以上に上昇し、もともと正常値の範囲だった人も、同じように上昇することが示唆され、「その変化は免疫療法剤の注射による効果よりも即効的であった」という伊丹氏らの研究[9]が有名です。その後も、落語などで同様の研究が行われ、効果が確認されています[10][11]。

がんとストレスの関係

厚労省の「平成29年（2017）人口動態統計（確定数）」によると、日本人の死亡原因の1位は「悪性新生物（がん）」です（2位が「心疾患（心臓）」、3位が「脳血管疾患」、4位が「老衰」、5位が「肺炎」）。

国立がん研究センターは「多目的コホート研究（JPHC研究）」（生活習慣と、がん・脳卒中・心筋梗塞などの病気との関係を明らかにし、日本人の生活習慣病予防や健康寿命の延伸に役立てるための研究）を行っています。この研究の一環である「自覚的ストレスの程度およびその変化とがん罹患との関連」についての調査結果が、2018年1月に発表されました。

40歳から69歳の男女約10万人について、1990年（または1993年）から2012年まで追跡調査した結果、追跡調査中にがんに罹患したのは1万7千161人で、長期的にみて、自覚的なストレスレベルが高いと、全がんで罹患リスクが高くなり、その関連は男性で強くみられることがわかりました。また、罹患したがんを臓器別にみると、特に、肝がん・前立腺がんで自覚的ストレスが高いとリスクの上昇がみられたということです。

⇓ストレスの高い人はがんに罹りやすいようです。ストレスの解消に効果のある「笑い」は、がん予防にも効果があるのではと考えられます。

岡山大学大学院の神谷厚範教授（細胞生理学）や国立がん研究センターなどの研究チー

ムは、自律神経が乳がん組織内に入り込み、がんの増大や転移に強い影響を及ぼすことを発表しました（2019年7月8日、ネイチャーニューロサイエンス誌オンライン版に掲載）[12]。ストレスなどによる交感神経の緊張が、がんを進展させ得るということです。

これまでの研究でも、慢性ストレスががんの進展を加速させることが報告されており、ストレスに関連する自律神経の変化ががんに影響し得ることが示唆されていました。しかし、がんの病状に、がん組織内に存在する自律神経がどのように影響するのかは分かっていませんでした。

神谷教授らは、国立がん研究センターで手術を受けた乳がん患者29人のがん組織を調べ、交感神経密度の高い患者群は、交感神経密度の低い患者群に比べて予後不良であることを発見しました。また、自律神経が乳がんの増大に伴って乳がん組織内に入り込み、がんの増殖や転移に強い影響を及ぼすことを発見しました。

自律神経を操作する遺伝子治療の可能性が示唆されるとともに、ストレスを軽減し心の平穏を保つことが、がんの予防・悪化抑制に役立つことが裏付けられました。

がん患者の免疫力向上

２０１８年5月、大阪府立病院機構「大阪国際がんセンター」が、漫才や落語による「笑い」によって、がん患者の免疫力向上のほか、緊張や疲労といった心身の状態も改善したことなどが確認されたと発表しました。

同センターは、笑いががん患者に与える影響を調べるため、吉本興業や松竹芸能、米朝事務所の協力を得て、実証研究を実施。２０１７年5～6月の計4回、漫才や落語を鑑賞した患者と、鑑賞しなかった患者のそれぞれ約30人の血液を採取して分析しました。

その結果、笑いの舞台を鑑賞した患者の1人は、免疫細胞の一つであるＮＫ細胞の血中の割合が実験前の約1・3倍に増えたことなどが確認され、鑑賞した患者全体でも免疫細胞の増加傾向がみられたとのこと。また、患者の気分の変化などもアンケートし、緊張や抑うつ、疲労などの6項目すべてで改善がみられ、がんの痛みについても改善があったということです。

同センター総長・松浦成昭氏は「笑いを楽しむことで患者さんががんの苦痛から少しでも解放されることが示せた。治療に役立てることはまだ難しいが、将来は期待したい」と語りました。

⇓「笑いはがんの治療薬になる」とはまだまだ言えませんが、笑いの不思議な力に期待したいですね。良きデータが出るまで「笑って」待つことにします。

3　自然治癒力を引き出す「笑い」の力

人間には生まれた時から体の異常があれば正常に戻すという基本的なシステム（自然治癒力）が内蔵されています。病気が発症した時は、病気が始まった時ではありません。自然治癒力で抑えきれなくなった時です。ノーマン・カズンズ氏（注）は、不治に近い難病（膠原病の一つである硬直性脊椎炎）を患った時、自然治癒力の一つである「笑いの力」で、わずか数か月で症状を改善させ、再び仕事ができるまでに回復しました。

（注）ノーマン・カズンズ（1915年－1990年）は、アメリカ合衆国ニュージャージー州ユニオンシティ生まれのジャーナリスト、作家。広島市特別名誉市民。

カズンズ氏が病気を克服するべく実践したのは、次の2つのことです。

・ビタミンCの大量摂取

彼はビタミンCが、人間の免疫作用と自然治癒力を高めるために必須であることを医学誌を読んで知っていました。

・たくさん笑う

これは、精神的な負荷の「ストレス」という言葉を生み出した、カナダのハンス・セリエ博士の言葉「不快な気持ち、マイナスの感情を抱くことは心身ともに悪影響を及ぼす」がきっかけとなっています。カズンズ氏は、それまで激痛で十分に眠ることができなかったのですが、30分間大笑いしてから寝ると、痛みが和らぎ2時間熟睡できるようになりました。2時間後に痛みで目が覚めたら、また30分間ビデオを見てゲラゲラ笑って、また2時間寝る、ということを繰り返しました。なぜ痛みが和らいだのかというと、その後の研究で、笑うと脳からβエンドルフィンという鎮痛作用のあるホルモン（別名「脳内モルヒネ」）が出ることがわかりました。

カズンズ氏がこのような闘病体験を発表したことで、笑いと健康の関係は社会的に認知され、科学的に追究されるようになりました。そして、彼は「笑い療法の父」と呼ばれるに至ったのです。私達もカズンズ氏にならい、日々「ポジティブに」精進していきたいものですね。

著書『笑いと治癒力』（松田銑訳、岩波現代文庫）で、カズンズ氏は次のように書いています。

聖書には、楽しい心は医師と同じ働きをすると書いてある。ユーモアの結果として人間の精神と肉体の内部でどんな作用が生ずるのかを、正確に説明することはむずかしい。しかしたしかにそれが作用するという証拠があるから、何世紀もの間医師だけでなく、哲学者や学者たちまでいろいろと思索を重ねてきた[13]。

⇓キリストも、日々「楽しい心」を持つことが重要であると言っています。哲学者や学者たちも「笑い（ユーモア）」についてはたくさんの名言を残しています。

たとえばビタミンCさえとれば、膠原病はなおると言っているのではない。彼がすすめているのは、ビタミンCではなくて、人間の「生への意欲」である。生きるかぎり、あらゆる力をふりしぼって価値ある人生を生きようとする、その意欲である[13]。

⇓人間は生き続けなくてはいけないという「生への意欲」が、免疫力を上げて自然治癒力を増してくれるのです。「生きるのだ」が重要ですね。

『続・笑いと治癒力—生への意欲』（松田銑訳、岩波現代文庫）の解説には、こんなことが書いてあります。

医者が処方し、薬局で手渡されるものだけが薬ではない、という新鮮な意見を持っている。医者として処方箋を書きながら、ぼくは彼の意見に強く同感する。どんなものが治癒系に属するか。本書の中でしばしば登場するが「希望・信念・愛情・生への意欲・創造力・陽気さ・積極的情緒」というような精神的状態についての記載である。これは彼自身の生活上の信条だったのだろう。それ故に、絶望・不安・パニックに対してのケアの重要さを力説する[14]。

「医療の位置づけ」徳永進（野の花診療所・医師）

⇓**「医者が処方し、薬局で手渡されるものだけが薬ではない」**。生きるための精神状態のあり方の重要性を教えられます。これらの精神状態は「笑い」に通じます。人間って凄い力を持っているのです。「病は気から」本当ですね。

医師の木俣肇氏は「笑いは、太古から人間が持っている万能の治癒力です」と書かれています[15]。

「あなたがその病気の治療を諦めても、その病気に関心がなくても、自分の健康に関心がなくても、あなたの自然治癒力は、一時も休まずあなたのために働いています」[16]。

中医学の専門家、吉富博樹氏の言葉です。

⇓人間は、笑ったとき、「ありがとう」と感謝したとき、「嬉しい、美味しい、楽しい」などとプラスの言葉を発したとき、人体の自然治癒力（免疫作用）が上がります。逆に、怒ったり、「つまらん、くだらん、だめだめ、嫌い」など、マイナスの言葉を発したとき、人体の自然治癒力（免疫作用）が下がります。不思議ですね。人間の力（自然治癒力）って凄いんです。

経営コンサルタントの船井幸雄氏が「21世紀の本物の条件」として①単純、②万能、③即効、の３つを挙げられています。

笑いも、

①単純です。ただ笑うだけです。

②万能です。どんな病気にも効果があります。

③即効です。笑いますと、直ぐに不安を安心に変えてくれます。

正に「笑いは本物」です。

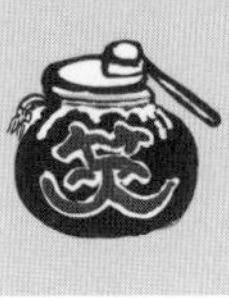

人間関係力（コミュニケーション力）——笑いの効用②

人間が生きていくうえで、一番難しいのは人間関係です。それはなぜか？　答えは簡単です。人間はロボットではないから、ロジックで割り切れないからです。ロボットはロジックで作られているので、ロジックですべてが解決できる。人間はそんな簡単なものではない。どうすれば人間関係がうまくいくのか。人類の永遠のテーマかもしれません（132頁「良き人間関係を構築するために」参照）。

1　「関係」と「関連」は違う

まず考えておきたいのは、「関係と関連は違う」ということです。

- 関係：恋人関係、お互いの魅力で付き合う。商品、企業の魅力で取引する。

- 関連：関連企業、第三の力で関りを持つ、何かの圧力で取引する。
  金の切れ間が縁の切れ目

たとえば、上司との人間関係になると、どうしても「関連」になっています。「関連」は「力関係」になっているので、解決方法は「力」しかなく、金の切れ目が縁の切れ目、となってしまいます。人間関係のポイントはお互いの魅力です。「魅力」のキーワードは「おもしろい」です。「お笑い」ではなく「笑い（ユーモア）」です。

それでは、人間関係がないとコミュニケーションができないのかというと、そうではありません。コミュニケーションとは、**お互い同じ気持ちになり考え方が一致すること**です。

人間関係の構築は難しいですが、コミュニケーションはできます。人間は、一人で生きていけないので、コミュニケーションが必要なのです。コミュニケーションを重ねていくことによってお互いの魅力を理解し、信頼関係構築へと繋がっていくのです。

２　人はなぜコミュニケーションをするのか

その答えは簡単です。「生活するため」です。離れ島で、一人で生きていくにはコミュニケーションはいりませんが、社会で生きていくため（生活するため）にはコミュニケーションは必ず必要です。どんな時にコミュニケーションが必要なのか。それは、「伝えたい時、学びたい時、楽しい時」です。**人＋コミュニケーション＝人間**です。

伝えたい

人間は伝えたいことがあれば、言語に関係なく必死で伝えようとします。

たとえば、アフリカの森林で道に迷って、何日も彷徨って、お腹が減って仕方がない時、アフリカの原住民に「食物を欲しい」はどのように伝えますか。言葉は通じませんが、お腹が減っている。何か食物がほしい。全身で伝えるでしょう。

人間同士、伝えたいことがあれば、必ず伝わります。職場、家庭でのコミュニケーションが少ないのは、伝えたいことがないからです。上司はすぐに「最近の若者は報・連・相をしない」と言いますが、その前に上司が、「報・連・相をするメリットを教えていない」のが問題です。伝えるためには、次の3項目が重要です。

- 自分が本当に伝えたいことを明確にすること
- 伝えたいことが成就した時のしあわせ・感動を伝えること
- 言葉だけでなく全身で表現すること

学びたい（成長したい・情報を得たい、教えて頂く）

人間は、学びたいことがあれば、必ず「指導を請う」ものです。コミュニケーションがないのは、若者にとって学びたい上司（こんな大人になりたい）がいないからです。また、上司は、「最近の若者は…」といつまで経っても昔の価値観が変わらないのが問題です。まずは、**相手の言うことを丁寧に聞く**ことから始めてみてください。

⇓この「教えて頂く」というこころ構えが大切です。人それぞれに得意なこと（専門）があります。それを素直に学ぶことです。上司だから先輩だからはまったく関係ないです。

尊敬すべきことは尊敬すればいいのです。

楽しく生きたい

人間は誰しも「楽しく生きたい」と願っています。そのためには、楽しく生きている人と楽しくコミュニケーションしたいのが本音です。それでは楽しいとはどういうことか。冒頭でも書きましたが、楽しいとは、**「レベルが同じ」**です。同じ価値観、同じ趣味など相手さんと「同じもの」があると会話が楽しいですね。

人は同じもの（情報）を共有して、それをより深めるためにコミュニケーションをするのです。それは「楽しい」からです。人は楽しく生きている人に集まります。楽しく仕事をしていると、いろいろな情報が集まり、たくさんの支援が頂けます。それが成功の近道です。

アスリートのトレーニングをしている人に教えて頂いたことがあります。

オリンピックでメダルが取れる人は、

●よく考えて必死に練習している。
●諦めない。これでいいと思わず、「もう一回」と自分の限界に挑戦する。
●楽しく練習をしている。どんな過酷な練習をしても「苦しい」とは言わない。

のだそうです。

なぜ、過酷な練習を楽しくできるのか。それは、この練習をすればメダルが取れる、皆さんに喜んでもらえる、という「目標」を持っているからです。そして、楽しく練習をしていると、たくさんの方々の応援、支援があります。「どんなに技術が素晴らしくても、人様の応援、支援がなくては、メダルは取れない」と言っておられたのが印象的でした。

人間の力には限界があります。人間は一人では何もできないのです。人様の応援・支援・助言が必要です。それらを頂くためには「楽しい」が重要なのです。「天才は努力している人に勝てず、努力している人は楽しくしている人に勝てず」ですね。

【コラム】笑顔とプレー

アスリートのプレー中の笑顔について、スポーツ心理学者の高妻容一教授（東海大学）は「笑うだけで、筋肉がリラックスして、スムーズな動きになる。呼吸が安定し、気持ちを切り替えたり、集中力を高めたりする効果もある」と言われています。リラックスし集中力を高めることによって、本来の力が出るのです。

でも、プロはそれだけでは勝てないのです。もう一つ、「不思議な力」が必要です。プロ野球のヒーローインタビューで、いつも選手が言う言葉に「ファンの方の声援が大きな力になりました。」、「運が良かったからです。」があります。笑顔はファンを楽しませます。楽しんだファンからの応援、声援がなければ、どんなに技術が素晴らしくても勝てないのです。また、その「運」を運んでくれるのが「笑顔」なのです。

先ずは笑うこと。いつでも「必笑」の精神を大切にし「不思議な力」を呼び込みたいですね。

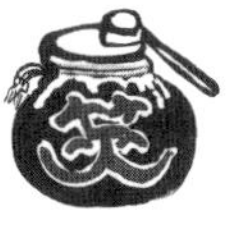

3　コミュニケーションの基本

コミュニケーションは、お会いした時の感動の笑顔（いい顔）から始まり、握手をし、笑い（ユーモア）のある楽しい会話があり、会話が終わるとユーモアのある御礼の手紙（メール）へと続く。このような流れが一例として考えられます。

コミュニケーションは言語だけではありません。手紙（メール）の文字によるコミュニケーションもあれば、**笑顔（いい顔）**による表情のコミュニケーションもあります。これらの手段を上手にミックスして、コミュニケーション能力のアップを図ってください。

コミュニケーションの手段

言語	話す、聞く、ユーモア
文字	手紙、メール、ユーモア
身体	笑顔（いい顔）、ハイタッチ、ボディランゲージ
心	心配り、おもてなしの心、エチケット
その他	ロボット、人工知能

コミュニケーションと笑顔（いい顔）は密接に結び付い

ていますが、笑わなくてもコミュニケーションが良くなる場合があります。それは価値観が同じ時です。価値観が一致すれば、コミュニケーションは活発になります。しかし、そこに笑い（ユーモア）があると、考えが深まり、新しい発想へと繋がり、よりコミュニケーションが活発になります。笑顔（いい顔）は話しやすい環境を作ってくれます。

「上手にコミュニケーションするにはどのようにしたらいいですか？」と聞かれたら、私は、「上手にコミュニケーションする必要はないです。あなたが何を伝えたいのか。何を学びたいのか。その人と何を話していて楽しいか。この3つが大切です。余計なことは話さないこと」と答えます。コミュニケーションに上手下手は関係ないです。

ただ、コミュニケーションが下手だと感じている方は、緊張ゆえに、顔の表情が固まっている場合が多いです。第一印象が大切ですので、意識して笑顔（いい顔）で人と接するようにしてください。「あまり笑わないな（マイナスの印象）」ではなく「笑顔が素敵だな（プラスの印象）」という印象を受ければ、相手も自然とこころを開いてくれます。あなた自身もリラックスできます。ここから良きコミュニケーションが始まります。**笑顔（いい顔）が基本です。**

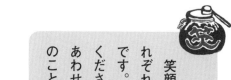

笑顔も大切ですが、無理やり笑わなくても「いい顔」をすればいいのです。人はそれぞれ顔が違うのですから笑顔も違います。大切なことは「こころから笑ういい顔」です。人はどんな時いい顔になるのか。鏡に向かって「私はしあわせです」と言ってください。その顔があなたにとっての「いい顔」です。その時、あなたは本当に「しあわせ」になっています。まさしく、和顔愛語（穏やかな顔つきとやさしい言葉遣いのこと）が大切です。

創造力――笑いの効用③

創造力のお話をする時、大切なことは、感受性と感性は違うということです。感性とは、感受性で受け止めたものをより具体的な形として捉える力です。夕日の沈むのを見て「美しい」と感じるのが「感受性」です。それを絵画にしたり、その情景で俳句を詠んだりするのが「感性」です。また、あるものを想い描くのが想像力ですが、それを形にするのが創造力です。感性がないと創造力を発揮できません。

これからの人財は、感性、創造力が求められています。笑いと創造力との関係をこれからご説明します。

1　積極的な笑いが発想を豊かにする

私は笑いを「見る笑い」、「聞く笑い」、「読む笑い」と3つに分類しています。

テレビなどで見る「お笑い」は**「見る笑い」**で、他人に笑わせてもらう一方的なお笑いが多いです。その面白さ、その場面を想像する間もなく笑っています。想像のない笑いは、その場限りの一過性の笑いで、生活や仕事の知恵としてなかなか活かせません。

昔は、ラジオ中心で、落語を聞き、自分自身で情景を想像しながら笑う**「聞く笑い」**や夏目漱石の「坊っちゃん」「吾輩は猫である」等の小説や小噺等を読んで、その場面を想像して思わず笑う「読む笑い」が多かった。**頭の中で想像して自分から笑う「聞く笑い・読む笑い」は、日常の中で活かすことができます。**この笑いを「ユーモア」と言います。

ユーモアを生活や仕事に活かす多様性のある人財を積極的に活用することを**「ダイバーシティ」**と言います。これからは、ユーモアをベースとした笑いが、新しい文化を生み出し、生活を豊かにしてくれます。

日本には様々な伝統芸能（落語、漫才、能、狂言、歌舞伎、短歌、俳句、川柳など）がたくさんあります。食わず嫌いではなく、一度それぞれの笑い（ユーモア）を味わって見てください。古典芸能ののんびりした笑い（ユーモア）は、生活にゆとりをもたらし人生を豊かにしてくれます。

「聞く笑い」「読む笑い」はイメージトレーニングです。創造力（脳力）アップに繋がります。**「笑わせてもらう」**でなくて**「自ら笑う」**から始めてください。

２　創造力は右脳の活性化から

私たちの脳には、思考力や分析力と関連の深い「左脳」とイメージや直観力と関連の深い「右脳」があります。ストレスを感じている時は、左脳（計算や理屈）が活性化し、リラックスしている時は、右脳（イメージや芸術の脳）が活性化しています。

左右の脳の違いを一言で表しますと、「凄い」と感じるのが左脳で、「おもしろい」と感じるのが右脳です。これからのＡＩ時代（凄いものばかりです）、ＩｏＴ時代（Internet of Things：あらゆる物がインターネットを通じてつながります）は、如何に、凄いものと凄いものを組み合わせ、「おもしろい」と感じるかが重要です。それが商品になります（凄い＋おもしろい＝商品）。そのためには、まず、手軽に簡単にできる笑い（ユーモア）による右脳の活性化が必須です。それが企画力、創造力に繋がります。

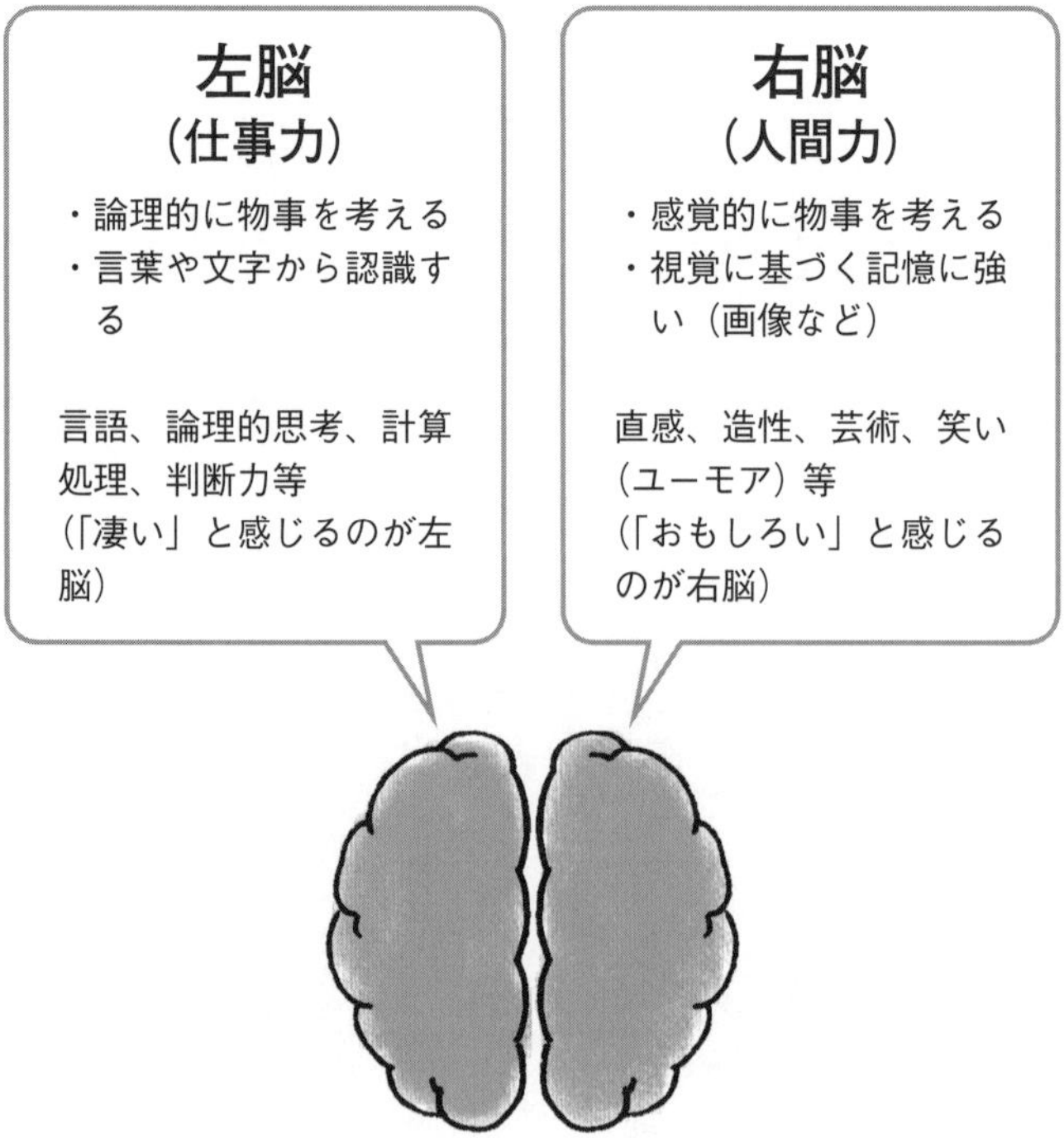
左脳
（仕事力）
・論理的に物事を考える
・言葉や文字から認識する
言語、論理的思考、計算処理、判断力等
（「凄い」と感じるのが左脳）
右脳
（人間力）
・感覚的に物事を考える
・視覚に基づく記憶に強い（画像など）
直感、造性、芸術、笑い（ユーモア）等
（「おもしろい」と感じるのが右脳）

なぜ「笑い」なのか―様々な組み合わせ力の例

１３７億年前のビッグバンから、電子、陽子、中性子などの組み合わせで地球ができました。この地球上のものすべてが組み合わせで出来上がっています。人類も精子と卵子の組み合わせであり、その結果、左脳と右脳、左手と右手のように左右の組み合わせとなっています。この組み合わせを上手に使う「バランス感覚」がこれからの時代に求められています。

●音楽：左脳で「ドレミファソラシド」の音を聞き、右脳でそれらを組み合わせる。無限の素晴らしい調べが出来上がる。

●美術：左脳で「赤青黒などの色」を識別し、右脳でそれらを組み合わせる。色だけでなく形も組み合わせることによって素晴らしい芸術作品が出来上がる。

●光の三原色：赤・緑・青の組み合わせである。

赤＋緑＝黄、緑＋青＝水色、青＋赤＝紫、赤＋緑＋青＝白

このように3原色の組み合わせで無限の色が出来上がる。

・**笑い（ユーモア）**：なぞかけが一見縁遠そうな様々な言葉と言葉の組み合わせである。

「化粧」とかけて「往復はがき」ととく。そのこころは「どちらも返信（変身）が楽しみです」。

「オリンピック100メートル走」とかけて「病院」ととく。そのこころは「どちらも9秒（急病）もあれば10秒（重病）もあります」。

他にも、携帯電話＝電話機能＋写真機能＋様々なアプリ、コンビニ＋薬局、ショッピングモール＝様々な店舗、料理＝様々な素材と調味料の組み合わせ、等々。

企業経営では次のような例があります（入山章栄「付加価値を生み出すイノベーションの起こし方」『Wedge』2017年4月号より抜粋）。

●自動車とスーパー：トヨタのかんばん方式

生みの親である大野耐一氏が米国のスーパーマーケットの仕組みをヒントにした。「売れ行きに応じて必要な分だけ調達する」。

●配送と外食：ヤマト運輸が「個人の宅配だけに絞り込む」

牛丼一本で勝負する吉野家からヒントを得た。良質な肉を安く仕入れて熱々の丼を直ぐに出す。アルバイトでも簡単にこなせる。人件費が安く済む。メニューを絞ることによってメリットが多数あることに気付き、「何でも運べるトラック会社になる」という方向が誤っているのでは、と思い方向転換をした。

●CDレンタルと消費者金融：CDレンタルのツタヤ

原価1000円ほどのCDを2日100円（1割）で貸し出すから「元金1000円、2日で1割」と考えれば、消費者金融と構造は同じ「トイチ」より儲かる。

身近な組み合わせ例はたくさんあります。何と何を組み合わせるのか。それは「ひらめき」であり「勘」です。この「ひらめき・勘」を出すためには、感覚的に物事を考える右脳（笑い）の活性化が必要です。

右脳を活性化するには音楽や芸術でもいいのですが、**誰もが簡単に取り組めて、すぐに効果が出るのが「笑い（ユーモア）」です。**次章「笑いの実践」を読んで、さっそく始めてみてください。

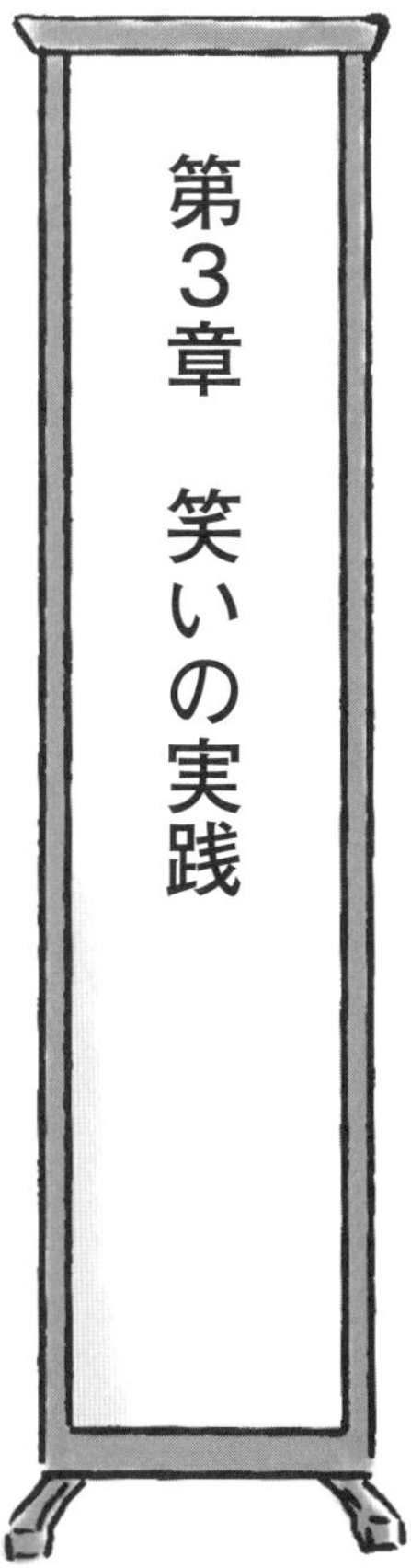

第3章　笑いの実践

どの様に笑らったらいいのか

昔の諺に「男は三年に片頬」（男がいつも笑っていると威厳が損なわれるので、めったに笑わないほうがよい。男は三年に一度笑う）があります。このように昔から「笑う」ことは威厳が損なわれると言われ、いい意味では使われなかったようです。だから日本人は笑うのが下手なのです。今でも「笑い＝あほ、馬鹿」というイメージを持たれている方が多いようですが、もう皆さんは大丈夫ですね。「人間は笑った方がいいのではなく、笑わなくてはいけないのだ」をしっかり理解して頂けましたので。

ところで、笑いの表情には、こころが和む「微笑み」、声を少し出して笑う「くすくす笑い」、「ニコニコ笑い」、声を大きくして笑う「哄笑《こうしょう》」、「爆笑」、「高笑い」「腹を抱える笑い」、「顎が外れる笑い」、軽蔑的な「冷笑」、「嘲笑」、嬉しさや恥じらいを表す「照れ笑い」、人間関係を取り持つ「愛想笑い」、「つくり笑い」、攻撃的な「風刺の笑い」、不思議な「泣き笑い」、他に「忍び笑い」、「含み笑い」、「盗み笑い」、「ひとり笑い」、「薄笑い」や幼い時によく遊んだ「にらめっこの笑い」、冷酷な「にっこり笑って人を斬る」……などこのようにたくさんありますが、問題は、どの様に笑うかです。娯楽番組を見て笑う、そのような「笑わせてもらう＝お笑い」という受け身の笑いではなく、**「自ら笑う＝笑い（ユーモア）」**ことによって、体からエネルギーを放出し、索漠とした人の心に潤いを与え、人によってはこころから癒されると考えております。

笑うのが苦手だという方もいらっしゃるかもしれませんが、ここで紹介する「顔が笑う」、「こころが笑う」、「脳が笑う」は、つくり笑いでも、ガハハハッという大笑いでもありません。「自ら笑う」笑いです。続けて頂ければ、自然と笑えるようになりますよ。

1　顔が笑う

これからの国際化時代、世界人類に通じる万国共通の意思表示である笑顔（いい顔）を実践してみてください。今日から早速、意識して笑うために、朝の笑顔体操の実践をお願いします。

【実践】朝の笑顔体操

1 朝、鏡を見ながら「おはようございます」と笑顔で鏡に映っているもう一人の自分に挨拶をする。
⇒私が笑わないと鏡の私は笑いません。

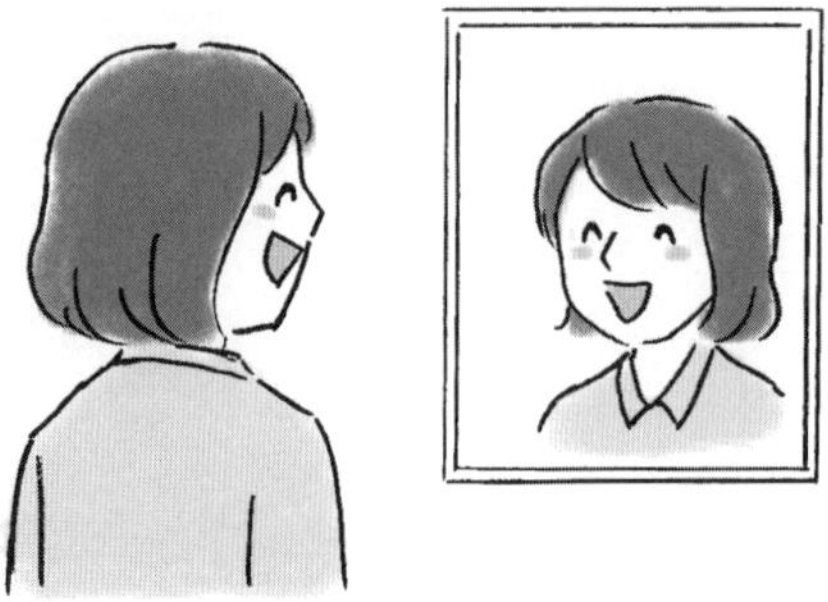

2 「あえいおうあお」と大きく口を開けて2～3回繰り返す。

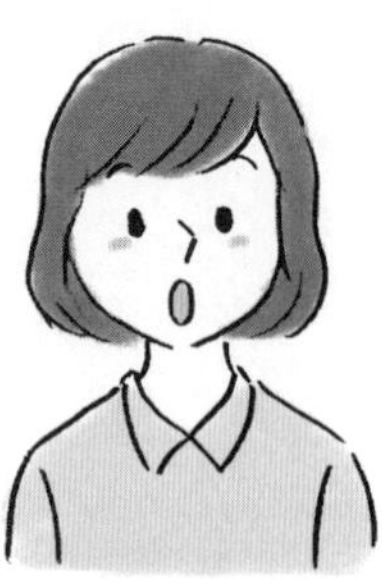

3 口を最大限に開けて(「いー」の口) 数秒保つ。2～3回繰り返す。
⇒のみ込むのに必要な、のど仏を持ち上げる筋肉を鍛えます。

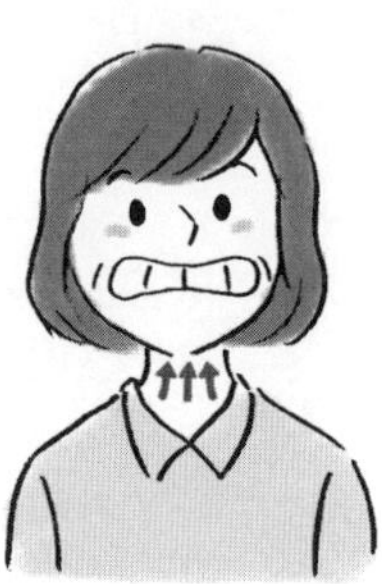

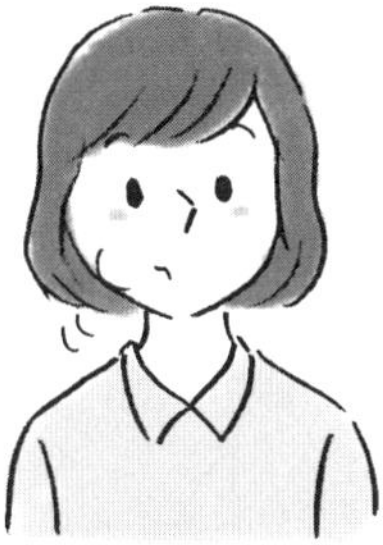

4 **舌で笑み筋（えくぼのできるところ）を中心に口の周りを押し上げる。**

⇒舌を運動させることで唾液が出やすくなります。唾液には消化作用、殺菌作用等があるので、虫歯や風邪の予防にもなります。

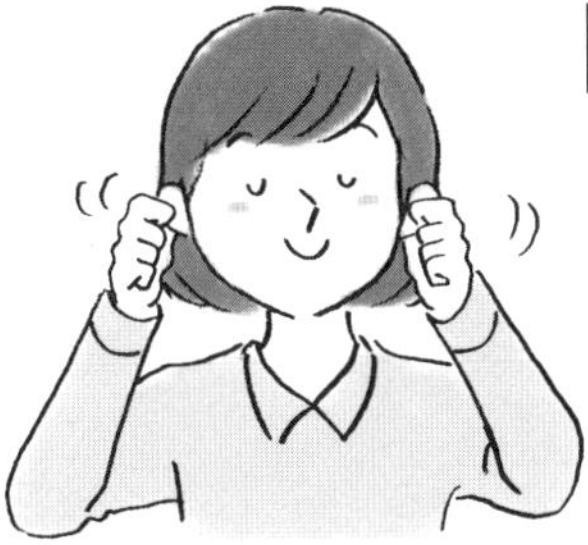

5 **耳の全体を引っ張る。**

⇒耳にはツボがたくさんあります。脳の刺激にもなります。

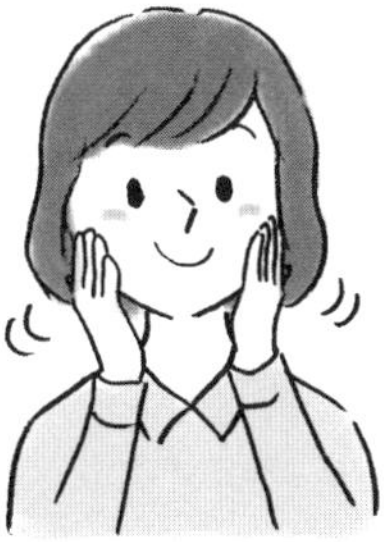

6 **顔全体のシワを伸ばす。**

⇒顔のマッサージです。表情筋をほぐすとほうれい線が消え、老化防止になります。

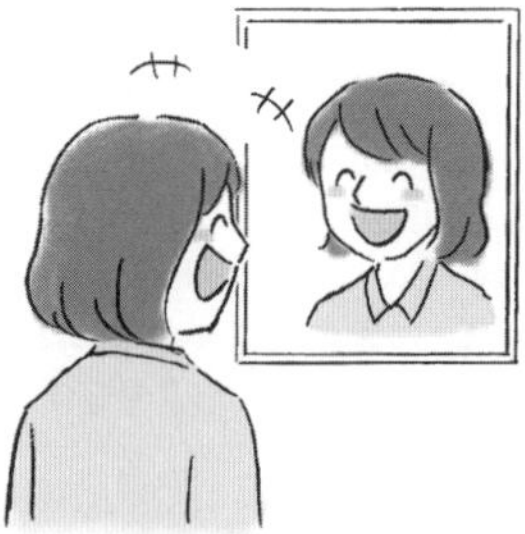

7 「はひふへほ」と笑う。

⇒「ハッハッハ、ヒッヒッヒ、フッフッフ、ヘッヘッヘ、ホッホッホ」と5回笑って、笑っている自分の顔を鏡で見てください。その笑顔を脳に焼き付けてください。脳がその顔を覚えて、自然といい顔（笑顔）になってきます。また、笑っている自分の顔を見ることで、脳は楽しいと思い込み、活性化します（笑うと脳血流が増えて脳が活性化します）。

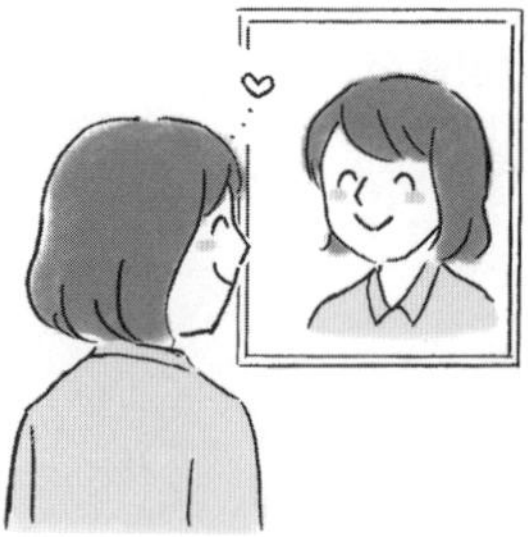

8 鏡に映っているもう一人の自分を褒める。

⇒「頑張っているね」、「美人ですね」、「私はしあわせです」等と自分を褒めてやりますと、今までにないいい顔（笑顔）になります。脳が最高に活性化し、「やる気」が出ます。

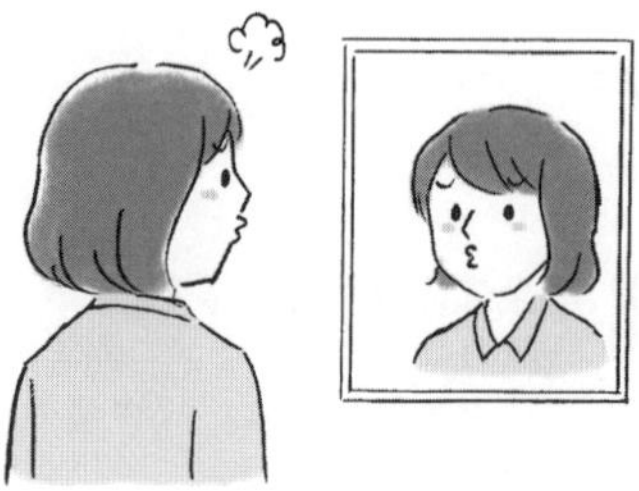

9 ネガティブな気持ちを吐き出す。

⇒逆に、嫌なことがあれば、鏡の中の自分に向かって「だれだれは嫌いだ！」「これが納得いかない」等と言います。すると、鏡に映っているもう一人の自分が「そんな嫌な顔するな！」と言ってくれます。「そうだ！笑わな」と笑えば、良きストレス解消になり、脳が活性化して、いいアイデアが湧いてきます。

10 もう一人の自分と会話する。

⇒最後に、朝一番、鏡に映っているもう一人の自分と会話してください。これを「自問自答する」と言います。自問自答しますと、問題点と己の考えが明確になります。

もう一人の自分はあなたのことを一番よく知っています。もう一人の自分はあなたを裏切りません。映っているのが「あなた自身」ですから。もう一人の自分は、あなたと共に喜び、悲しんでくれます。何かを相談しますと一緒に考えてくれます。

もう一人の自分とはあなたの潜在能力のことです。凄いのです。また、自分から笑わないと鏡に移っているもう一人の自分も笑いません。相手の笑顔がほしければ、自分から笑顔で接することです。

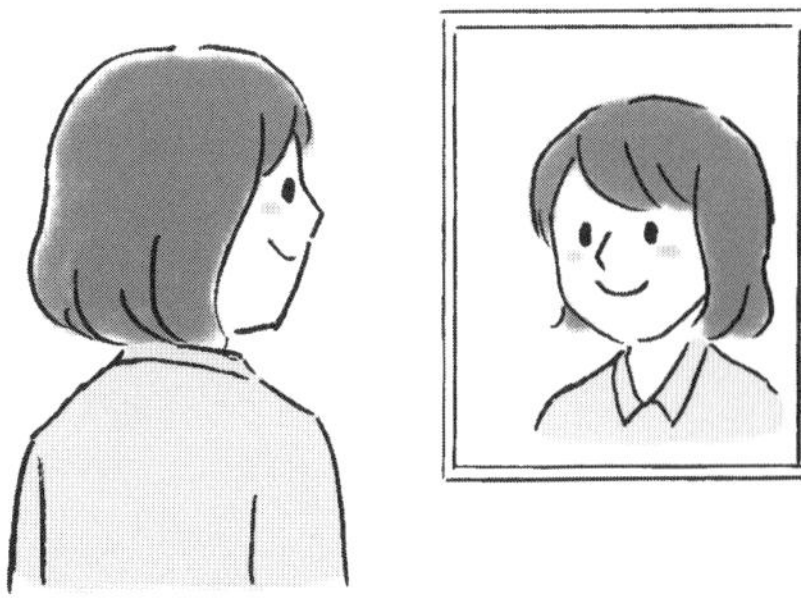

朝、顔の体操をしますと、職場で挨拶する時、もうすでに笑顔（いい顔）になっています。職場で、笑顔と笑顔とを交換しますと、お互いに自然と一言（挨拶）がでます。その一言がもう一言に繋がり良きコミュニケーションへと繋がります。あなたが笑うと相手も笑う、これが**「笑顔のこだま」**です。

できましたら、寝る前も同じ体操を繰り返してください。一日中のストレスが笑顔で吹っ飛び、よく眠ることができますよ。

2　こころが笑う

こころが笑うために大切なことは、平素から五感（目耳舌鼻皮膚ー心）で四季を感じる訓練をすることです。たとえば、江戸時代の山口素堂の俳句に「目に青葉　山ほととぎす　初鰹」があります。五感で四季を感じている素晴らしい作品の代表です。

和食が、こころが笑う良い例です。色とりどりの四季の食材を盛りつけた様々な器を目で、鼻で、口で味わい、四季の音（鳥、風など）を耳で味わい、和室の素晴らしい環境を身体全体で味わう。思わず笑顔（いい顔）になりますね。この時こころが笑っています。

夏の風物詩の花火はどうでしょうか。普通は目で見るのが花火ですが、耳で花火の音、鼻で花火の火薬の臭い、皮膚は夏の暑い風を感じます。五感で感じることを大切にしてください。

私の好きな表現に「雪が深々と降る音」があります。音は聞こえませんが、この音をこころで感じているのです。こころで感じたことを口で「美しい」「美味しい」「楽しい」などと言い、それを五感で聞きます。この循環のことを**「こころが笑う」**と言います。

こころが笑うためには、耳：傾ける耳、目：涙する目、口：意見が言える口、鼻：場を嗅ぎ分ける鼻、手：差し伸べる手、の五感をフル活用することです。

挨拶の笑い：「おはようございます」「こんにちは」
感謝の笑い：「有難うございます」「お陰様で」
感動の笑い：「楽しいなあ！」「美味しいなあ！」「嬉しいなあ！」

顔で無理やり笑わなくても、このような「挨拶の笑い」「感謝の笑い」「感動の笑い」を言うだけで、もうすでに、こころが笑っています。プラス思考の言葉（心地よい言葉）をどんどん発すればいいのです。

そうすることによって、己は勿論、聞いている相手の方（周りの人）も、「こころが笑い」、脳が活性化します。これが「こころが笑う」です。薬を飲んでも自分にしか効果がないですが、「こころが笑い」ますと聞いている周りの人まで「しあわせ」になりますので、効果抜群です。

【コラム】おもてなしの心

おもてなしの心とは、もうひと手間、もう一言です。感動です。

お母さんの料理とプロの料理人の料理は、素材がまったく一緒なのにどうして味が違うのでしょうか。それは「もうひと手間」の違いです。プロの知恵ですね。

同じ研修をして、同じ商品を販売しているのに、どうして売り上げが違うのでしょうか。それは、場を読むもう一言の違いです。

1＋1＝2以上にするには、「感動」以外の何ものもいりません。感動によって、1＋1＝3、4、5と変わっていくのです。感動しない人は人を感動させられません。感動するには、旅行しなくても、高価なレストランに行かなくても、日ごろから五感で四季を感じて、「嬉しい」「美味しい」と言えばいいのです。これが「こころが笑う＝感動」です。感動できる心を育ててください。

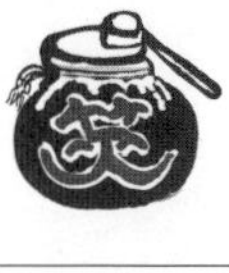

3　脳が笑う

「脳が笑う」は、一言で言いますと、ユーモアを楽しみ、創り、話すこと⇓「おもしろい」と感じることです。そのためには教養を培い、柔軟な思考を養うことです。「良き指導者はユーモア人である」と言われますが、世界で有名なユーモアの一つに、アメリカ38代フォード大統領の言葉があります。

「私はリンカーンではなくフォードです」。これがトップのユーモアとして有名です。この話を学生にしますと通じません。リンカーン（アメリカの16代大統領、高級車）、フォード（アメリカの38代大統領、大衆車）がわからないんです。学生に「カエルの子はカエルやなあ」と言いますと「カエルの子はおたまじゃくしです」と言いかえされます。

こんなパロディがあります。

•「老いては子に従え」→「老いては妻に従え」

・「出る杭は打たれる」→「出る杭は踏まれる」
・「芸は身を助く」→「芸は身を滅ぼす」
・「転ばぬ先の杖」→「転ばぬ先の車いす」
・「苦しい時の神頼み」→「苦しい時の酸素吸入」

このようにユーモアの原点は「教養」であることが理解頂けたと思います。

前章で左脳と右脳の話をしましたが、左脳にたくさんの知識が詰まっていましても、それを上手に組み合わせる右脳が活性化していないと、ユーモアが出て来ません。

ユーモア力を養うのに一番取り組みやすいのが「なぞなぞ・頓智」です。

①氷が溶けると水になる　雪が溶けると何になる？
②出しに行って　反対に入れてくるものは？
③ハトは鳥類　クジラは哺乳類　狐と狸は？
④血はなぜ赤いのか？

⑤お婆さんの腰はなぜ曲がっているのか?
⑥目が二つ　耳が二つ　鼻が二つあるのに　口はなぜ一つなのか?

【答え】
①春になる
②郵便物
③麺類
④赤くないとケガした時わからないから
⑤孫と手を繋ぐため
⑥二つあると食べ過ぎるから、二つあると二枚舌を使うから

「なぞなぞ・頓智」の基本は、「そんなあほな!」です。これが脳をリラックスさせて、柔軟な思考を養い、おもしろい企画に役立ちます。

「そんなあほな!」の発想がいっぱい詰まっているのが「落語」です。落語には、江戸時代の庶民の笑い（ユーモア）がたっぷり詰まっています。是非、一度寄席に足を運んで

ください。まずは、私のホームページ「NPO法人健康笑い塾」をクリックしますと、薬家きく臓さんの落語が数席きけます。ちょっと上手いですよ？　それからでも始めてください。

そのほかに、小話、大阪洒落言葉、頓智、川柳、狂言等楽しい日本文化がいっぱいです。また、世界のユーモアもおもしろいです。「おもしろいなあ」と思えば、もうすでに「脳が笑って」います。

笑いあれこれ

1　大人の笑い（ユーモア）とは教養である

伊集院静氏が著書で上手にユーモアを表現されています。

生きることは、時折、残酷であったり、悲惨な状況に身を置かねばならぬことがある。そんな時、意図などはないのに、深刻な場面をやわらげてくれる人間の奇妙な行動がある。それはユーモアという一言では言いあらわせないのかもしれないが、たしかに、そこに身を置いた人々のこころをなごませる力が、ユーモアの類いにはある。懸命に何かをすればするほど、人間の行動が滑稽に映ることは、よく言われることだが、哀しみを常にともなうのが人間の生であるのなら、ユーモアが時折、顔を出す生き方は大人の男には必要なことではなかろうか。

（『誰かを幸せにするために　大人の流儀8』講談社）

会話の中で、何かこころが和む言葉があれば、それがユーモアであり笑いへと繋がる。それを傍からみれば滑稽な行動であるかもしれない。この滑稽な行動とこころが和む言葉が出るには何が必要か。それは「教養」です。笑い（ユーモア）は教養人の娯楽なのです。

藤原正彦氏は、ユーモアについて次のように書いています。

イギリスのエリート教育ではスポーツやユーモアをとても大事にします。スポーツ活動を通じてフェアー精神や協調心、克己心や忍耐力などを学び、ユーモアを通じてバランス感覚を培います。

（『国家と教養』新潮新書）

イギリスは世界有数のユーモア大国であり、英国文化はユーモアなくして発展することがなかったと言われています。イギリスが生んだ世界一の喜劇王チャップリンは、英国紳士らしく、どんな時も相手を楽しませる笑い（ユーモア）を忘れません。英国流ユーモアは自虐ネタも多く、初対面の相手に馬鹿にされるのは許せないが、仲の良い相手に馬鹿にされるのは構わないようです。

イギリス人にとってのユーモアは、人間関係を構築する手段の一つです。これが、ユーモアを通じてのバランス感覚なのです。

私の好きなユーモア

私の好きなユーモアを3つあげてみます。

- 第二次大戦中、ドイツの空襲によって半壊したロンドンの百貨店が、「本日より入口を拡張しました」という看板を出した。
⇓不幸をチャンスに変えるユーモア。流石イギリス人ですね。

- 医師が煙草を吸う人に「煙草を1本吸うと半日寿命が短くなる」と言うと、煙草を吸う人が医師に「1日生きていると1日寿命が短くなる」と言い返す。
⇓これは「屁理屈のユーモア」ですね。医師の言うことに負けていません。「なるほど」ですね。

- ウソ発見器　ウソを感知したら「ブーブー」となる機械が居間にありました。お母さんが子どもに「宿題を済ませたの？」と言うと、子ども：「もう終わったよ」
ウソ発見器：「ブーブー」
お父さん：「仕方がない奴だなあ、お父さんの小さい時は学校から帰ってきたらすぐに宿題をしたぞ」
ウソ発見器：「ブーブー」
それを聞いていたお母さん：「やっぱり二人は親子ね」
ウソ発見器：「ブーブー」
怖いユーモアですね。人間心理の裏をついてますね。

ユーモアは大人の教養です。あなたのポケットの引き出しにいくつかユーモアを入れておいてください。仲間から「あの人は、おもしろい人や」と言われるようになってください。これが人間としてのバランス感覚です。仲間のこころを和ませることで、コミュニケーションが活発になり、新しい人間関係の構築に役立ちます。

2　笑顔が愛を育む

映画『8年越しの花嫁─奇跡の実話』（2017年）に感動しました。

映画のモデルとなったのは、結婚式を3か月後に控えた岡山県の若きカップル（中原尚志さん、麻衣さん）。結婚式に向けて準備していた麻衣さんが原因不明の病に襲われ、心肺停止、長い昏睡状態になりました。尚志さんは婚約者の回復を信じ、献身的に支え続けます。麻衣さんは徐々に意識を取り戻し、リハビリを経て、8年後に挙式。結婚式には医療スタッフ、見舞い続けた友人達も参列し、麻衣さんは父・母に支えられながらバージンロードを歩きました。

笑顔と笑顔の出逢い

「尚志に対する第一印象がニコニコよく笑う子、って感じだったのかな。尚志もわたしのことは『バカ笑いをする子』って思っていたみたい」（『8年越しの花嫁─ミの目が覚めたなら』中原尚志・麻衣著、主婦の友社）。

「ニコニコよく笑う子」と「バカ笑いをする子」だから、8年間以上の愛が育まれたのでしょうね。笑顔は人の脳裏に強く残ります。そして、その笑顔にまた会いたくなるのです。まさに「笑顔と笑顔の交換日記」のような気がします。

尚志さんは、初めて会った時の麻衣さんの笑顔が忘れられなくて「あの笑顔を取り戻したい」という一心で看病し続けました。また、麻衣さんの父、秀和さんは「私は前向きな性格なんです。麻衣が大変だったときも『今日より明日、明日よりあさってはいいことがある』と思っていました。後ろ向きなことは絶対に思わなかった」といいます。

一方、母の信子さんは「麻衣が寝たきりだったころは、もし麻衣が亡くなったら私もついていこうと思ってました。だって、意識がまだぼんやりしていて、知能は2歳児ぐらいでしょ。『三途の川』もちゃんと渡れないじゃない。でも今は違う。もう行くなら勝手に行ってちょうだいってね」と笑い飛ばします。「こういう明るいご両親に何度救われたことか」と尚志さんも笑います。

一言で8年と言いますが、それは壮絶な8年だったと思います。それを支え続けたのが、「もう一度麻衣さんの笑顔に会いたいという願望と明るい家庭」です。笑顔って凄いですね。

人のこころの奥まで届いて残っています。「笑顔」の大切さ、明るい家庭の凄いパワーを感じました。「笑顔が奇跡をつくる」、「笑顔が愛を育む」です。やっぱり笑顔って素敵ですね。まさに「笑う門には福来る」ですね。良き出逢いは「笑顔（いい顔）」から。笑ってくださいね。

3　悟りの笑い――宮沢賢治の笑い

私の好きな詩に宮沢賢治の「雨にも負けず」があります。

雨にも負けず　風にも負けず　雪にも夏の暑さにも負けぬ　丈夫なからだをもち　欲はなく　決していからず　**いつもしづかにわらっている**　一日に玄米四合と　味噌と少しの野菜を食べ　あらゆることを　自分を勘定に入れずに　よく見聞きし分かりそして忘れず　野原の松の林の陰の　小さな萱ぶきの小屋にいて　東に病気の子供あれば　行って看病してやり　西に疲れた母あれば　行ってその稲の束を負い　南に死

にそうな人あれば　行ってこわがらなくてもいいといい　北に喧嘩や訴訟があれば
つまらないからやめろといい　日照りの時は涙を流し　寒さの夏はおろおろ歩き　み
んなにでくのぼーと呼ばれ　褒められもせず　苦にもされず　そういうものに　わた
しは　なりたい

（「雨にも負けず」（1931年11月3日に執筆したと推定されている））

私は、「いつもしづかにわらっている」、このフレーズが大好きです。何をされても、何を言われても、静かに笑っている人、そんな人は、「丈夫なからだをもち　慾はなく　決していからず」ですね。人間の強さを感じます。

「笑う」というと、「わはっは」と大きな声で笑っているのを想像しますが、静かに笑うのもいいですね。これが「悟りの笑い」のように思えてなりません。「悟りの笑い」を持つものは、「皆にでくのぼーと呼ばれ　ほめられもせず　苦にもされず　そういうもの」である。また、「そんな人間に成りたければ、このようにせよ」と宮沢賢治はこの詩で教えてくれています。時代は違いますが、人の道は変わりません。一つひとつの深い言葉を噛み締めたいですね。ところで、あなたはどんな人間になりたいですか。

仏の言葉（悟りの言葉）
仏様は「ああそう」、「良かったね」、「困ったね」、「大変だったね」と言っていつも静かに笑っています。

4　母の微笑み

私の好きな歌に小林幸子さんの『雪椿』（作詞：星野哲郎 作曲：遠藤実）があります。

やさしさと　かいしょのなさが　裏と表に　ついている
そんな男に　惚れたのだから　私がその分　がんばりますと
背（せな）をかがめて　**微笑み返す**　花は越後の　花は越後の　雪椿。

夢にみた　乙女の頃の　玉の輿には　遠いけど
まるで**苦労を　楽しむ**ように　寝顔を誰にも　見せないあなた
雪の谷間に　紅さす母の　愛は越後の　愛は越後の　雪椿。
つらくても　がまんをすれば　きっと来ますよ　春の日が
命なげすて　育ててくれた　あなたの口癖　あなたの涙
子供ごころに　香りを残す　花は越後の　花は越後の　雪椿。

幼い時、母親が働いた後で腰を下ろしながら「ああしんど」と微笑み返した。愚痴は言わなかった。その笑顔を今でも鮮明に覚えています。「苦労を楽しむ」これができたら、苦労はないです。その裏には、「つらくても　がまんをすれば　きっと来ますよ　春の日が」があるのです。「辛い」に一文字足せば「幸せ」になります。その一文字とは何か。それは「がまん」ではないでしょうか。

母親は子どもを産む時、育てる時「命がけ」です。正に「命なげすて　育ててくれた」です。自分の命がどれほど尊いものであるのかを再認識しなくてはいけません。「子供ご

ころに　香りを残し」母の愛が、母の香りとして残っているのです。この「微笑み返し」には、見返りを期待しない。これぞ**「愛の笑い」**ですね。これに応えるには「感謝」そして「孝行」以外ないです。こんな「笑い」も大切にしたいですね。

5　モナ・リザの微笑み

「微笑み」で忘れてはならないのが、「モナ・リザの微笑み」です。『モナ・リザ』は、イタリアの美術家レオナルド・ダ・ヴィンチが描いた油彩画。1503年から1506年に制作されたと考えられています。

この微笑みについては謎が多いとされ、長年にわたり議論が交わされてきました。たとえば2005年に、オランダ・アムステルダム大学の研究者らが感情認識ソフトを開発し、モナ・リザの微笑には83％の幸福、9％の嫌悪感、6％の恐れ、2％の怒りが含まれると解析しています。

モナ・リザは一体どういう表情をしているのか。ものの見え方は見る人の気分によって変わると言われますが、2018年、視覚や神経学の実験を通して、無表情の顔は、見る人の感情や気分によって見え方が変わるということをカリフォルニア大学のエリカ・シゲル博士らが実証しました[17]。

人には利き目があるため、利き目とそうでない方の目から異なる情報が入ってくると、利き目で見た方の情報を受け取ります。シゲル氏らは参加者43名に、右目と左目の前で、表情の異なる顔を同時に見せるという実験を行いました。利き目には無表情（どっちつかずの表情）の顔を見せ続け、もう片方の目には、笑顔や怒っている顔、無表情のものなど様々な顔を見せました。

見終わった参加者らに、改めて様々な顔を見せ、どの顔を見たか選んでもらいました。すると、利き目でない方の目で笑顔を見たときに、利き目で見ている無表情の顔も嬉しそうに見えており、反対に、怒った顔を見たときは無表情の顔も怒っているように見えていたことがわかりました。シゲル氏らは、モナ・リザを見るときにも同様の現象が起きているると考え、「夫婦喧嘩をした直後にモナ・リザを見たら、表情が違って見えるはず」と英・デイリー・メール紙に語っています。

⇒「笑顔はその人の感情に左右される」この現象は普段の生活の中でもよくある現象です。昔からこんな諺があります「幽霊の正体見たり枯れ尾花」。恐怖心や疑いの気持ちがあると、何でもないものまで恐ろしいものに見えること、また、恐ろしいと思っていたものも、正体を知ると何でもなくなるということのたとえです。

自分が嫌いな人が、自分の顔を見て「にこっ」と笑いますと、バカにされたように思います。反対に好きな人でしたら、嬉しいと思い笑顔で返します。感情は自分のこころが決めています。大切なことは、いつも、こころが笑っていれば本当の正体を見誤ることは少ないのです。こころが笑うことを大切にしてください。

6　ナチス収容所でのユーモア

ハーバード大学医学部のジョージ・バリアント教授は「ユーモアは人間の持つ能力の中で最も素晴らしい防衛力の一つである」と述べています。その実例をユダヤ人精神科医・心理学者ビクトール・フランクルは自著『夜と霧』（みすず書房）の中で書いています。

収容所生活を知らない外部のものにとっては、強制収容所の中に自然を愛する生活あるいは芸術を愛する生活があるというがごときことは、それだけですでに驚嘆すべきことのように思われるであろうが、しかしもし収容所にはユーモアもあったと言ったならばもっと驚くであろう。もちろんそれはユーモアの芽のごときものに過ぎず、また数秒あるいは数分間だけのものであった。ユーモアもまた自己維持のための闘いにおける心の武器である。周知のようにユーモアは通常の人間におけるのと同じに、たとえ既述の如く数秒でも距離をとり、環境の上に自らを置くのに役立つのである。私は数週間も工事場で私と一緒に働いていた一人の同僚の友人を、少しずつユーモアを言うように教え込んだ。すなわち私は彼に提案して、これからは少なくとも一日に一つ愉快な話をみつけることをお互いの義務にしようではないかと言った。

『夜と霧』は第二次世界大戦中のナチス収容所での過酷な体験に基づき書かれた。いつ、死を迎えるかわからない不安な毎日の中で、フランクルは仲間と一緒に一日に一度は必ずユーモアを言い、笑うことを約束する。虐待や恐怖によって精神的に追い詰められて亡くなっていく人が多い中、フランクルはユーモアによって不安を取り払い、奇跡的に生き延びる。『夜と霧』は人生とは何かを考える上で大切な書であるが、同時にユーモアや笑いが命を守るのにどれほど有用であったかを示した書でもあります。

ガンジー（インド独立運動の指導者）が次のような言葉を残しています。**「もし、私にユーモアがなければ、これほど長く苦しい戦いには耐えられなかったでしょう」**。

苦しい戦いの中で「頑張ろな！」と笑顔で声を掛け合いますと、何か不思議な力が出るように感じます。そこに「ユーモア」があれば百人力ですね。

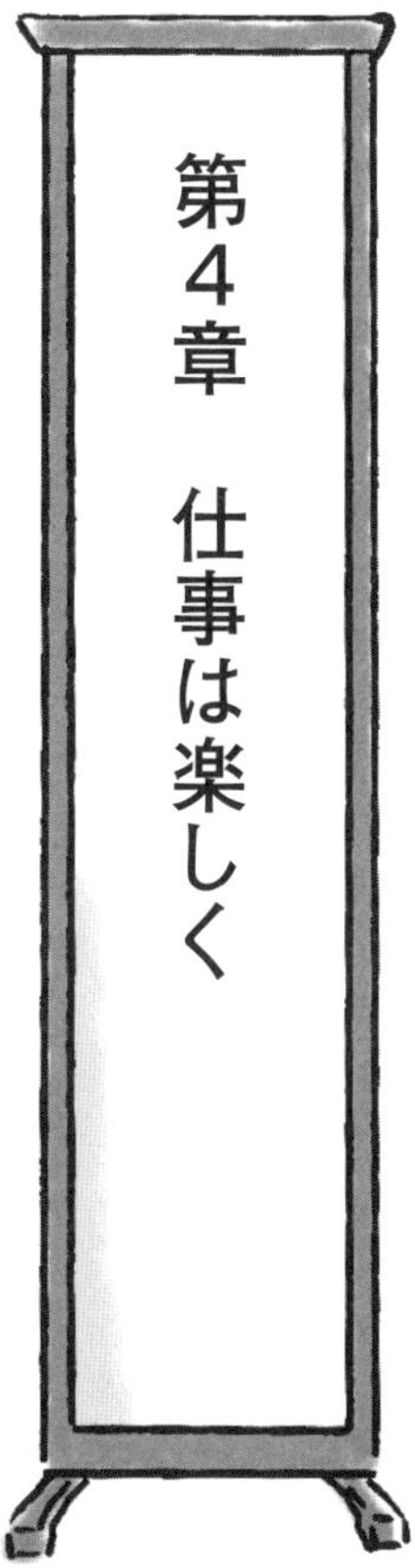

第４章　仕事は楽しく

良き人間関係を構築するために

人間はなぜ働くのか？　それは一人では何もできないからです。あなたの身の回りの物で、あなた自身で作ったものは何がありますか。「作ったものはないが、すべて私のお金で買ったものだから、すべて私の物である」と言われるかもしれませんが、そのお金はどこから来たのでしょうか？　あなたが働いて得た報酬がほとんどですね。だから人間は働かねばならないのです（働かなくてもいい方もおられますが）。働くことにおいて一番必要なのが、言うまでもないですが、人間関係の構築です。人間関係が良ければ「仕事は楽しい」です。

人間関係の基本は、「相手を好きになること」です。好きになるためには、まず、「相手を知ること」です。相手を知れば知るほどコミュニケーションが良くなり、また、人間関係も良くなります。コミュニケーションのポイントは、先に説明しましたので、ここでは人間関係を構築するためのポイントを３つ説明します。

1　価値観を同じにする

価値観とは、大切にしていることや、その優先順位といった、物事を判断する基準です。コミュニケーションによって「同じ価値観を持っていること」を見つけ出せば、良き人間関係を構築できます。

そのためには、次のようなことを話し合ってください。「やりたいこと」「やりたくないこと」「食べたいもの」「行きたいところ」「好きな映画」「いま欲しいもの」……＋**「なぜ？」**。この「なぜ？」の中にあなたの価値観、相手の価値観があります。今まで合わないと思っていた人でも、これをすれば同じ価値観を持っていることが見つかります。「そうなんや、なるほど」と感じながら、今まで気づかなかった新しい価値観に気づいてください。その新しい価値観によって、新しい人間関係が構築され、あなたの世界が広がっていきます。

こんな質問があるかもしれません。

質問：会社にはたくさんの人がいて、価値観は一人ひとり違う。どうして一緒に仕事ができるのか。

回答：それは、仕事における価値観（経営理念）が同じだからです。

⇓職場での人間関係が一番難しいですが、原点に帰って、「この会社は何を目的として仕事をしているのか」を社員全員が共有していれば何の問題もないですね。経営理念の徹底です。

質問：人はなぜ生きているのか？
回答：「しあわせ」になるためです。
⇓「しあわせ」の価値観は一人ひとり違います。それに良い悪いはないです。ですから、コミュニケーションによって相互理解を深めて、「違い」を認めて人間関係を構築していけばいいのです。

2　相手の長所を知る

相手の長所（好きなところ）を10個挙げてください。何事でもいいからとにかく10個書く。10個書きますすと、如何にその人が素晴らしい人かわかります。それでも好きになれないという人がいたら、次のことを実践してください。

【実践】短所を長所に変える考え方

相手の欠点（嫌なところ、短所）を10個挙げてください。その10個を、次の例を参考に長所に変換してみてください。あなたがこれまで気づかなかった相手の良いところを発見できます。10個が難しければ、5個から始めてください。

考え方例1：あの人は、行き当たりばったりで計画性がないから嫌いである。でも、すぐに行動する行動力はある。計画だけでは行動できない。あの行動力は魅力的なので、もう少し「計画」について話してみようか。

考え方例2：あの人は、人の意見で直ぐに考え方が変わる。自分の考えはないのか。でも、素直に人の良い意見を取り入れて、自分の意見と組み合わせて、仲間と上手に仕事を進めている。協調性は抜群である。見習わなくてはいけないのかな。

考え方例3：あの人は、頑固で意地っ張りである。自分の意見を曲げない。困ったものだ。でも、彼がそこまで頑固なのは、よく考えていて自信があるからであり、意志が強いのである。そこまで自信があるなら、もう少し、彼の考えの根拠を聞いてみることにしようか。

短所を長所に変換する例

短所	長所
計画性がない →	行動力がある
流されやすい →	協調性がある
優柔不断 →	柔軟性がある
仕切りたがる →	調整力がある
自己主張が強い →	積極性がある
身勝手、独断的 →	主体性がある
諦めが悪い →	忍耐力がある
諦めが早い →	決断力がある
抱え込みやすい →	責任感がある
気が弱い →	優しい
頑固、意地っ張り →	意志が強い
他人に厳しい →	向上心が強い

人は自分の嫌な部分を持っている人を嫌う傾向があります。相手の短所「あ

なたは○○です」の主語を「私」に変えてみてはいかがですか。

「あなたは計画性がない」⇒「私は計画性がない」

人の欠点はよくわかりますが自分のことはわかりません。案外、あなた自身も同じ欠点を持っているかも。

短所を個性と考えることが大切です。そうすると、相手の見方も変わってきます。

3　褒める

褒めることはコミュニケーション方法の一つです。人は褒められると自分の中の承認欲求が満たされ、自信がつき、満足感が増します。より人間関係が良くなります。ただし、言い方を誤れば逆効果になったり、不信感につながったりすることもありますので、注意が必要です。

褒め方のマニュアルはたくさんありますが、心がこもっていないと「嫌味」になります。相手の特徴や行動をしっかりと見ていれば、褒めるポイントは自然とわかります。自分が褒められたら嬉しいことを実行すればいいのです。直接言うだけでなく、相手のいないところで褒める、質問の形で褒めるなど、自分なりに整理して、準備をしておくことが大切です。

褒めることは、「あなたに興味があります」「あなたを高く評価しています」というメッセージです。指導力のある上司は、ほぼ例外なく「褒め上手」。褒めることによって、モチベーションを高め、部下との人間関係も良くします。

「やってみせ、言って聞かせて、させてみせ、褒めてやらねば、人は動かじ。
話し合い、耳を傾け、承認し、任せてやらねば、人は育たず。
やっている、姿を感謝で見守って、信頼せねば、人は実らず。」

山本五十六（連合艦隊司令長官）

【コラム】「ぼけと突っ込み」と曖昧表現

大阪漫才の「ぼけと突っ込み」に有名な話があります。「何処に行かれますのや」と聞きますと、「ちょっと動物園に」と応えます。⇓動物園に行くと言っているのだから動物を見に行くのに決まっていますが、「なにしに？」と突っ込みを入れます。突っ込まれますと「トラを買いに」とぼけます。こんな話もあります。「孫ができまして可愛いです。目に入れてもいたくないです」といいますと、「そんなに小さいのですか」と突っ込みます。

また、大阪人は、人と会いますと「何処に行かれますのや」「いや、ちょっとそこまで」「そうですか、気をつけて」で終わります。何処へ行くのか？　何もわかりません。人と出会いますと、よく使う言葉に「近い内に」「またそのうちに」があります。近い内とはいつなのか？　わかりません。天気予報で「所により雨」と言いますと、大阪のおばちゃんが、「所とはどこや」と突っ込みます。「ぼけと突っ込み」やこのような曖昧な表現が案外、コミュニケーションのコツかもしれませんね。

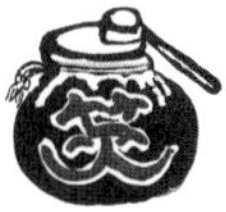

仕事と遊びは違う

仕事：己の社会的生存を維持するための手段。収入が得られる。
遊び：こころが癒されワクワクする状態。収入が得られない。

1　働きがいと生きがい

昔から日本人には、「働かざるもの食うべからず」のような考え方があり、働くのは「食うため」の手段のように思われてきました。確かに、生きていくためには食べなくてはいけません。食べるための糧を得るために人は働きました。それから何千年、何万年も経った現在、文明が発達し、人間が成長してくると様々な働き方が現れてきて、生活にも余裕ができ、その働き方の潤滑油として「遊び」という概念が発達しました。

「遊びが仕事」が理想の生き方ですね。一流のアーティストと言われる方、画家や小説家、音楽家、芸能人などは、仕事を遊び化している方々が多いです。高等動物といわれる動物ほど、ジャレ合ったり取っ組み合いをしたり、遊びの時間が長く、下等動物といわれるほど遊びの時間が少ないです。遊べるのは、高等動物である証拠です。車のハンドルには「遊び」があってこそ、ドライバーの疲労を最小限に抑えることができます（カーレース用の特殊な車は別です）。「仕事が生きがい」と言う人は、遊びのないハンドルのような人かもしれません。

「遊びを仕事にする」のは難しいかもしれませんが、「仕事を遊びにする」ことは意外とできます。それは、仕事が楽しければ、仕事が遊びの範疇に入るからです。アルバイトの人は、「働きがい」の成果は収入です。お金を貯めて他にやりたいことがある。そのやりたいことが「生きがい」です。しかし、「仕事を通じて自己実現をしたい」という人の働きがいは、収入もありますが、「仕事を通じて多くの学びを得たい」という生きがいでもあります。そんな人は、「働きがい＝生きがい」です。「働きがい、生きがい」は目的でなく結果（評価）です。与えられた仕事を天職と思い、その仕事を好きになるように努力していくうちに、仕事が楽しくなり、不平不満が消え、仕事も順調に進むようになっていき、成果（結果）がでます。その時、自分にとっての「働きがい＝生きがい」となります。

一流の人はよく遊びます。その遊びが意外と仕事に結びついている方は、「仕事＝遊び」です。

2　雑用は本当に雑用か

職場でいえば、お茶だし、掃除、ゴミ捨て、物運び、机を拭く、買い出し、書類作成（コピー業務）などが挙げられます。それらは本当に雑用ですか。

朝出社したら、女子社員が「おはようございます」と言って、笑顔でお茶を出してくれる。外出から帰ってくると「お疲れ様」と言って笑顔でお茶を出してくれる。「ふと」こころが癒される瞬間です。しかし、最近は、「効率」という名のもとで、お茶だしが雑用とされ、社内に給茶機が設置され自分でお茶を入れるようになりました。しかし、お茶出し一つでも、「三成の三献茶」のように様々な学びがあります。

雑用には「社会人として必要な基礎能力を身に付けられる業務が凝縮されています。机の上が整理整頓されている人は、考え方も整理整頓されており、仕事ができる人が多いです。雑用も一生懸命に取り組む人は、我慢強く、不平不満も言わず、仕事も途中で投げたしたりしない。雑用の中から新しい気づき、何かのヒントをもらいます。雑用を雑用とせず、仕事として取り組んでみてはいかがですか。掃除、ごみ捨て、物運び、それら雑用を専門にして職業にしている「便利屋」などがあります。笑って雑用できる人は、それは「雑用」ではなく立派な「仕事」になっています。「雑用」から学ぶことも多いですよ。優秀な人は何からでも学びます。

三成の三献茶

豊臣秀吉が近江長浜城主だった頃、鷹狩途中に在る寺を訪れた。「羽柴筑前じゃ、茶を所望致したい」と言われ、お寺の少年が、最初は大きな茶碗にぬるめの茶を差し出した。鷹狩で喉が渇ききっていたので、秀吉は一気に飲みきった。「小気味よし！さらに一服所望じゃ」、二杯目の茶碗は前に比べると小さめで、湯はやや熱めで量は半分くらいであった。秀吉はそれを飲み干し、もう一服を命じた。三杯目の茶碗は高価な小茶碗で、湯は舌が焼けるほど熱く量はほんの僅かであった。秀吉はこの少年の気配りに感心して長浜城へ連れ帰ったと云う。心利いたる少年が幼名佐吉、ついで三也と称し後年に石田治部少輔三成となったのである。

『武将感状記』より

3　当たり前のことを一生懸命に

私は新卒で会社に入り、はじめは営業職で富山県に赴任いたしました。仕事も楽しかったですが、大自然に囲まれた富山県の生活も最高でした。結婚して3人の愚息に恵まれ、田舎ライフを楽しんでいました。10年後、京都に転勤になりマネジャーの仕事をさせて頂き、管理職の難しさもたっぷり味わわせて頂きました。また、京都ライフ、千年の都を多方面から楽しませて頂きました。

5年後、本社の営業本部で営業マンの研修の仕事を与えられ、これは大変勉強になりました。今までの営業で学んだことを体系的にまとめ、これからのマネジャーに求められる事項や科学的な（データに基づいた）資料の作り方や話法などを指導させて頂きました。

また、3年後、人事部人材開発グループマネジャーを任命され、「企業は人なり」の考えのもと、全社の研修の体系を作成し、企業として求める人財「また会いたくなる人財」を育成する重要性を全社に啓蒙しました。

その後、会社の合併に伴い初代の秘書室長に任命され、新会社として新しい秘書システムの構築をしました。この時は、様々な経営者の考え方に接し、行動を目の当たりに見てきた経験により、経営者の接し方、ものの考え方等をたっぷり学ばせて頂きました。

その他に、海外事業部部長、関東特約店室長、支店長、学術研修部長など様々な役職を経験させて頂き、また、会社の3回の合併により、各企業の異文化、異風土にふれることができましたことや、その時々にできました貴重な人脈が今の人生に大いに役立っております。

人事異動は、「己の成長のチャンス」と捉え、その場その場を無心に取り組むことで、新しい運命が拓かれます。大切なのは、どんな仕事をしたかではなく、その仕事から何を学んだかである。是非、「**仕事は楽しく、人事異動は楽しく**」を実践してください。

稲盛和夫氏は次のように書いています。

　一生懸命働くこと、感謝の心を忘れないこと、善き思い、正しい行いに努めること、素直な反省心でいつも自分を律すること、日々の暮らしの中で心を磨き、人格を高めつづけること。すなわち、そのような**当たり前のことを一生懸命**おこなっていくことに、まさに生きる意義があるし、それ以外に、人間としての『生き方』はないように思います。

（『生き方』サンマーク出版）

まずは目の前の仕事に一生懸命に取り組む。すべての答えがその中にあるようです。あるスポーツ選手が、スランプの時、「とにかく一生懸命に練習する。答えはグラウンドにある」と言われたのを覚えています。遊びも一生懸命に遊んでいますと、その中に仕事のヒントがたくさんあります。

「仕事と遊び」の違いはなかなか難しいです。最後にこんな言葉で結論とさせてください。

「一流の人にとって、『仕事とは、人生を賭けた遊び』である。」

畳水練

畳の上で水泳の練習をするように、方法や理屈は知っているが、実地の練習をしないため、実際の役に立たないこと。現場で汗をかかないと答えがでない。何事も身に付かない。

悩みと迷いは違う

1　「悩み」は自分勝手に答えを出している

人間は必ず悩みます。悩まない人はいません。昔から「悩むことは素敵なことだよ。いま、あなたは成長しているの」とよく言われますが、本当でしょうか。
たとえば、失敗した時、「上司に叱られる、左遷される、給料が減る、生活ができない、家庭が崩壊する……」と悩みつづけていてもなんの解決にもなりません。この例からもわかるように、上司は叱っていない。左遷すると言っていない。給料を減らすとも言っていない。「悩み」は自分勝手に悩んで、自分勝手に答えを出しています。

●「私は上司に嫌われているから仕事（昇進）はできない」
⇓仕事（昇進）ができない原因を上司にしていませんか。
●「給与が安いから結婚できない」
⇓結婚できない原因を給与にしていませんか。

こんな時は、本人は悩んでいることに満足しているので、アドバイスで解決することができません。「悩みの相談」というものはないです。大切なことは、悩みを迷いに替えることです。「失敗の原因は?」「その改善策は?」「今、まず何をすべきか。AかBか?」

と迷った時、信頼できる上司の適切なアドバイスが必要なのです。

上司は悩んでいる部下に、「何を悩んでいるのか」ではなく「何を迷っているのか」と問いかけてやるのが一番です。また、「これで悩んでいるのです」ではなく、「AかBかで迷っている」という、本人の考えも言わせることが大切です。直ぐに答えを求めるのではなく、自分で解決策を考えさせて、その迷いに対して良きアドバイスを与えることが必要です。

自分で考えさせるために大切な一言があります。それは「君のことだから色々と考えていると思うが、その考えをまず話してほしい」です。「君のことだから」に君を信頼しているという上司の思いが伝わります。また、自分を責めて次の仕事ができない人に、こんなアドバイスはいかがですか。「気持ちはわかるよ。でも今やるべきことは○○だよね」。

このように「気持ちはわかるよ」の一言が大事ですね。

2　決断するのに大切な2つのこと

- **「何がやりたいか」**である。実現するには、予算や納期、設備等様々なファクターはあるが、まずは「やりたい」ことである。100万の予算で50万しかなければ、後の50万を調達する方法か、この仕事を50万でできる方法はないのか。を考える。決して「やりたいこと」は変えてはならない。
- **「それをやり遂げたら、人々をこんなにしあわせにできる」というイメージ**が大切です。仕事は人々をしあわせにできてこそ楽しいのです。楽しいから、やり遂げられるのです。

この2つが確認できたら、上司の決断のポイントは、「おもしろそうやなあ」「いっぺんやってみるか」です。何度も言いますが、予算や納期、設備等様々なファクターは二の次です。それでこそ、決断したことを諦めず最後までやり通すことができるのです。**いつやるんですか。今でしょ！**

３　壁にぶつかったら

会社の経営が悪化した時、二通りの経営者がいます。

悩んでいる経営者「こんな状態の時に笑えるか！」

迷っている経営者「ここまで来たら笑うしかないなぁ」

悩んでいても何も解決しません。こんな時、鏡に向かって「もうだめだ」と言ってみてください。そうすれば、鏡に映っているもう一人の己が「そんな嫌な顔するな！」と言ってくれますので、その時、鏡に向かって笑ってみてください。笑うと右脳が活性化し、良きアイデアが浮かんできます。**「ここまで来たら笑うしかないなぁ」**です。

次の表を参考にして、悩みと迷いの違いを考えてみてください。

悩みと迷いの違い

	悩んでいる	迷っている
過　去	過去を後悔する	過去から学ぶ （反省する）
現　在	行動できていない	今やるべきことから行動する
未　来	失望している	希望を持っている
問題の捉え方	主観的 （自己中心）	客観的 （相手の立場）
「鱈」から「鯛」へ	何々だっ「たら」が多い	何々をやり「たい」が多い
自分の弱み	自覚していない ⇒愚痴を言う	プラス思考 「強み」に変換 ⇒短所を長所にしている
相　談	自分中心で人に相談しない	人に相談する
答　え	自分で答えを出している	選択肢を考える （AかBか）
できるのか	できません	やってみます
解　決	できないことに安心している	できる方法を模索する
目　標	達成できない理由を並べる	達成できる方法を考える
笑　う	笑っている場合ではない	笑うしかないなあ

信用と信頼は違う

信用とは、過去の実績に基づいて、相手のことを条件付きで信じること。
物質的な価値を大切にする。（利害関係）
信頼とは、これからの未来への期待である。頼りにすること。
一切の条件をつけないで無条件で信じる。
人間的な価値を大切にする。（人間関係）

1　信用は裏切られる

信用を考えてみると、日常生活でもたくさんの信用があります。たとえば、電車やバスに乗る。「安全」だと信用して乗っているわけです。その見返りとして料金を払っています。スーパーで野菜や肉を買う。これも安全でなければ買わない。安全をお金で買っています。

人を信用する時は、過去のできごとから判断していることが多いです。勤めている会社や地位、職業でも判断材料になります。最近は、健康保険、運転免許などでも簡単にお金が借りられます。これは、その人の社会人としての生活を信用して貸しているのです。他に、テレビに出演している、雑誌に掲載されている、本を出版している。最近の変わった信用では、ＳＮＳのフォロワー数が多い、行列のできる店を経営しているなど、過去の実績にかかわらず「流行」での信用も多いです。

その反面、警察官が飲酒運転をしたり、お坊さんが殺人をしたり、先生が痴漢をしたり、「まさかあの人がこんなことをするなんて」と、信用していた人が裏切ることも日常茶飯事です。信用には必ず見返りが求められます。「やってもらって当たり前」「結果が出て当たり前」「信用していたのに……」。反対に、信頼はその人の未来に期待して（頼る）、決して見返りを求めないものです。人間関係でいえば「真の友情」、「真の親子関係」「真の師弟関係」などです。あえて「真」を入れたのは、これらも裏切られることがあるからです。

２　コンビとパートナーは違う

漫才は「コンビ」といい、ボケと突っ込みがあり役割がはっきりしています。ダンスはコンビとは言わないで「パートナー」といいます。漫才もダンスも一つの目的のために違うものを組み合わせて一つのものを作り上げるという点では同じですが、どうして言い方が違うのでしょうか。

いま、ドラマや映画で人気のあるのが『相棒』です。「相棒」とは、共同で仕事をする相手のことです。この語は、昔、駕籠担ぎが二人ひと組で棒の前後を担当したことから来ています。ドラマの『相棒』は駕籠担ぎではなく警察ですが、この相棒はコンビなのか、パートナーなのか。たとえば、仕事の仲間には、コンビ型の関係とパートナー型の関係があります。

コンビ型関係とパートナー型関係

コンビ型関係（combination）	パートナー型（partner）
異質の立場であるので、役割分担がはっきりしており、お互いの仕事には一切口を出さない。自分の仕事に対する責任感は強い。自己研鑽にも熱心である。相手の失敗には厳しい。相互に歓び、悲しむこともなく、コミュニケーションも悪く、与えられた仕事の完遂が目標で、それ以上のものには取り組まない。仕事の価値観が違う。お金があれば「しあわせ」と思っている。仕事が変われば相手が変わる。単なる組み合わせと思っている。	異質の立場にありながら、お互い足らずは補って一つの目標に向かって進んでいる。歓びも悲しみも同じように共有している。二人のコミュニケーションが良く、いつも同じ方向を見つめている。一致して協力を惜しまず、仕事の完遂を目標にしており、より良い成果を求めて、自己研鑽している。仕事の価値観が同じである。二人とも何が「しあわせか」を理解している。どんな仕事でも、二人で取り組んでいける。
「おかげ様」という感謝の心がない。	お互いがお互いの存在を認め敬意をはらっている。「おかげ様」と思っている。
信用はしているが、信頼関係が構築されていない。	信用の積み重ねから、信頼関係が構築されている。共同経営者などに多い。

このように考えていくと漫才はコンビ、ダンスはパートナーとは一概に言えません。漫才、ダンスに対する、仕事に対する、人生に対する考え方、価値観が一致しているかどうかでコンビ、パートナーが決まるように思います。コンビは単なる「組み合わせ」であり、仕事の仲間です。パートナーは、お互いの意志や感情が結びついています。また、「仕事は楽しく・人生はおもしろく」を大切にして生きています。夫婦はお互いよきパートナーでありたいですね。

３　信頼関係は築けるのか

先にお話ししたように、「信頼＝信用」ではないです。よく「信用しているよ」と言う人がいますが、これは、相手に丸投げをして己の行動はないです。こんな人は、求めていた結果がでなかったら「裏切られた」と言います。本来の信頼関係を築くには、お互いの努力が必須です。一つの同じ目標に向かって切磋琢磨して行動する。そうすれば、結果がどうであろうとそこには信頼関係ができます。

団体競技が良い例です。「勝利」という一つの目標に向かって、それぞれのポジションで努力する。そこに信頼関係があるから、たとえミスをしても、「誰にでもミスはある」と責めることなく笑顔で「どんまい」と声を掛け合う。それは、ライバル（競争）でなく厳しい練習に耐えてきた仲間（協力者）であるからです。たとえ勝負に負けても、一緒に戦ったということに大きな意義があります。

変な表現ですが「同じ釜の飯を食った」なども良い例です。お互いにたくさんの信用を重ね、歓びも悲しみも一緒に味わい、同じ価値観へとなっていくことで、少しずつ信頼関係は築けるのではないでしょうか。

『走れメロス』を参考に「信頼」について考えてみます。

「セリヌンティウス。」メロスは眼に涙を浮べて言った。「私を殴れ。ちから一ぱいに頬を殴れ。私は、途中で一度、悪い夢を見た。君がもし私を殴ってくれなかったら、私は君と抱擁する資格さえ無いのだ。殴れ。」

セリヌンティウスは、すべてを察した様子で首肯うなずき、刑場一ぱいに鳴り響くほど音高くメロスの右頬を殴った。殴ってから優しく微笑ほほえみ、

「メロス、私を殴れ。同じくらい音高く私の頬を殴れ。私はこの三日の間、たった一度だけ、ちらと君を疑った。生れて、はじめて君を疑った。君が私を殴ってくれなければ、私は君と抱擁できない。」

メロスは腕に唸うなりをつけてセリヌンティウスの頬を殴った。

「ありがとう、友よ。」二人同時に言い、ひしと抱き合い、それから嬉し泣きにおいおい声を放って泣いた。


（太宰治『走れメロス』新潮文庫）


人を信じることの素晴らしさ、信じ続けることの難しさ、本当の友情、信頼関係とは何か、また、過ちを認めることの重要性など様々なことを我々に問いかけてくれる『走れメロス』を読むと、もう一度「信頼」とは何かを考えさせられます。

セリヌンティウスは、信頼する友のために命も惜しまない。でも、その命が危なくなっ

た時、信頼が揺らぐ。信頼とは最後までなかなか継続しないようである。メロスも同じように信頼が揺らぐ。しかし、信頼を最後まで継続し切れなかった二人が共に謝り、お互いの信頼をさらに深めていく。その姿を見て、暴君ディオニスは改心する。彼は「人を信用できない」。なぜか。それは、今までたくさんの人に裏切られてきたからである。そんな彼を改心させるほどの「信頼」とは凄いものですね。『走れメロス』、短編小説ですので、是非、もう一度読んでみてください。

信頼関係構築の条件
- 約束は守る。
- 何らかの事情で約束が守れなくなった時、事前に相談する。

この2点に尽きると思います。こんな簡単なことが難しいですね。

職場風土改革と笑い（ユーモア）の効用

１　求められる職場風土

２０１9年3月、国連が「世界幸福度ランキング」を発表しました。このランキングは「所得」「健康と寿命」「社会支援」「自由」「信頼」「寛容さ」などの要素を基準に各国をランク付けしたもので、日本は２０１８年の54位から４つ順位を落として、58位でした（参考：アメリカ合衆国第19位、中国93位、上位３国はフィンランド、デンマーク、ノルウェー）。日本はＧＮＰ世界3位であるのに幸福度は58位。「幸福とは何か」「豊かな国とは何か」が問われています。

また、世論調査や人材コンサルティングを手掛ける米ギャラップが世界各国の企業を対象に実施した従業員のエンゲージメント（仕事への熱意度）調査（２０１7年）によると、日本は「熱意あふれる社員」の割合が６％しかないことがわかりました。米国の32％と比べて大幅に低く、調査した139カ国中132位と最下位クラスでした。「熱意あふれる社員」がいないのです。

今までは、企業文化（企業理念、戦略など）に沿って、AIを活用し効率化を図って成長してきましたが、その結果として、大企業の不祥事、若者の就業率低下などが起こり、「働き方改革」が大きな課題となっています。その原因として考えられるのが、企業文化を支える企業風土です。**企業文化（価値観）＋企業風土（性格）＝社風（人柄）**です。

言っていること（言動）が立派でも、行っていること（行動）が違えば信頼がなくなります。

今はどんな風土が求められているのか？

「おもしろいなあ　いっぺんやってみ　なかようやりや」です。これは、健康長寿への秘訣でもあり、健康経営の秘訣でもあります。この「おもしろい」がこれからのキーワードです（例：人材＋おもしろい＝人財、凄い＋おもしろい＝商品、情報＋おもしろい＝アイデアなど）。

次に、風土改革に笑い（ユーモア）がどのような効果をもたらすかを説明します。

2　職場風土改革に笑いを活用する

目指す職場風土	活用できる笑いの効用
①社員（職員）が健康（元気な職場）	健康力（ストレス解消）
②メンタルヘルスが良好（イキイキと働ける職場）	人間関係力（コミュニケーション力）
③職場の活性化（ワクワクした職場）	
④おもしろい発想（創造力・企画力）がでる職場	創造力（右脳の活性化）「しあわせ感」のある職場
⑤失敗を恐れず新しいものにチャレンジする職場	

企業の様々な経営課題を解決するためには、風土改革が必要です。そのために、笑いの効用をどのように活用すればよいかを表に示しました。

【実践】職場風土改革を推進するために

自分の目標と役割を明確にすることによって問題点が見えてきます。次の事柄を表にしてみてください。この表を作成することでコミュニケーションが図られ、考えていることのギャップが明確になります。10項目が難しければ5項目から始めてください。

人間は期待されてこそ仕事のやりがいが出てくるものです。 上司と部下は、「関連」ではなく「関係」を築かねばなりません。この表の作成がそのための基本作業です。

- 上司が部下に期待していること　5～10項目
- 部下が上司に期待していること　5～10項目

お互いに期待していること、期待されていることを面談で話し合ってください。上司が、部下が、どんな風に感じているのかが具体的に表現されます。

「期待－現状＝問題点」です（期待値と現状のギャップを感じてください）。次のことを話し合ってみてください。

- なぜ問題点が起きたのか
- その解決策は

それぞれの期待の中には「こんなことをやってみたいなあ（やってほしいなあ）」「こんなことを期待してほしいなあ（やってみたいなあ）」が入っています。それが「おもしろいなあ　いっぺんやってみ　なかようやりや」に発展すれば、新しい仕事への挑戦が始まります。

ピグマリオン効果

他人から期待を持って関わられることで、学業やスポーツの成績、作業効率などが向上する現象。アメリカの教育心理学者ロバート・ローゼンタールによって提唱されたことから「ローゼンタール効果」と呼ばれたり、教師を被験者にした実験が行われたことから「教師期待効果」と呼ばれたりすることもある。逆の例（期待されないとパフォーマンスが下がる）として「ゴーレム効果」がある。

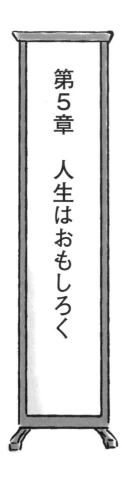

第5章　人生はおもしろく

神様、仏様は本当にいるのか

宗教は、本来亡くなった人を弔うものではなく、これからどのように生きていけばいいのかを導いてくれるものです。昔は、気象の異常（地震、台風、洪水）、疫病や大きな事故、様々な災いなど、人間の力が及ばないことは、すべて神仏の力であると信じられていました。その災いから逃れるために宗教が発達してきました。たとえば、地震がどうして起こるのかは解明できているにもかかわらず、人は、それを信じないで、それが起こらないように神仏にお願いします。それは、まだまだ科学の力では解明できないことが多いからです。自然の力を解明できますか。神様仏様は本当にいるのでしょうか。

奇跡のリンゴ

『奇跡のリンゴ』は、２０１３年制作の日本映画。10年近くにわたる試行錯誤を経て、絶対に不可能と言われた、完全無農薬・無肥料のりんごの栽培に成功した青森のリンゴ農家・木村秋則さんの実話です。次の文章から何を感じられますか。

「そんな奇跡のりんごなんてできるわけがない」と世間からは馬鹿、気違いと言われても、「こうなったらもうとことん馬鹿になってやろう」と。「馬鹿になったらその下はないだろう」と思い、奇跡のりんごづくりをやり続けたが成功せず、生活もどん底になり、いよいよ首をくくろうと決心し山に向かった。山にちょうどいい桜の木があり、ロープを掛けて、ドンと跳ねたら、足が地面についてロープがたるんだ。その時ふと、5～6メートル先にりんごの木があった。本当はどんぐりの木だった。なんだか光って見えたので側に行ってみると、葉は厚いし、虫もほとんどついていない。なんでこんなに元気で育っているのか。周りを見たら、草が自由に伸び、熊のうんちが臭かった。「これだ！」と思って、もう、死ぬのも忘れて一気に山を駆け下り、ここの土と自分の畑の土を比べてみた。灯台下暗しで、答えは畑の中にあったのに、見ようとしない、目に入らない、青い鳥を求めて彷徨っていたのである。山と同じ匂いが

するまで畑の土壌の改良を進めたら、りんごの木は少しずつ元気になって、翌年には
とうとう花を咲かせたのである。無農薬・無肥料に取り組んで10年目のことであった。
（『致知　2018年7月号』致知出版社）

この文章を読んでいますと、「たまたまだ。運が良かったのだ」とは考えにくいですね。
神様仏様が導いてくれたように感じませんか。

自然は神様が創った

木村秋則さんが「答え」を見つけて次の5つことを書いておられます。

- 森の木々は、農薬など必要としていないのだ。
今までどうして自分は、そのことを不思議に思わなかったのだろう。自然の植物が、農薬の助けなどを借りずに育つことを、なぜ不思議に思わなかったのだろう。
- 自分は今まで、リンゴの木の見える部分だけ、地上のことだけを考えていた。目に見え

ないリンゴの木の地下のことを考えていなかった。

- 自然の中に、孤立して生きている命はないのだと思った。
- 病気や虫のせいで、リンゴの木が弱ってしまったのだとばかり思っていた。それさえ排除できれば、リンゴの木は健康を取り戻すのだと。
- 自分のなすべきことは、その自然を取り戻してやることだ。

（石川拓治『奇跡のリンゴ』幻冬舎文庫）

よく「原点に帰れ！」と言われますが、その原点って何でしょうか。NHKの番組「このころの時代　唯識に生きる」で、横山紘一先生が「あなたの右手を挙げてください」と聴衆に言われますと皆さん右手を挙げられました。その時、横山先生は「その手はあなたの手ですか。あなたがつくった手ですか」と言われました。実は、この世の中には人間のつくったものは何一つないのです。根本はすべて自然（神様仏様）からの贈り物ばかりです。それを人間が手を加えて自分のものにしているだけです。

木村秋則さんの「自分のなすべきことは、その自然を取り戻してやることだ」という言葉。この言葉の重みを感じれば、これからのどのように生きていかねばならないのかのヒントになると思います。人間は自然から生まれ自然へと帰るのです。

神様、仏様はいる

答えは「奇跡のリンゴ」にありました。人間、「死のう」とまで追いつめられると、必ず神様仏様が現れるように思います。「苦しい時の神頼み」と言いますが、いくら頼んでもなかなか答えはもらえません。人生に近道はないですが、小さいことをこつこつ積み重ねていると神様仏様が見届けて助けてくださいます。一つのことを成し遂げた人の話を聞いていると、トコトンやり通し、もう限界の限界、死ぬしかない、とまでいかないと神様仏様は現れないようです。その時、神様仏様が「まだ、死ぬのは早い、もう少し、世の中のために生きろ！」と答えをくださるのです。また、どんなことを追い求めていくのか。それは「人様の役立つ、人様に喜んでもらえること、自然を取り戻すこと」ではないでしょうか。

天国はあると思う者にはある。天国はないと思う者にはない。
地獄はあると思う者にはない。地獄はないと思う者にはある。

中庸（いいかげん）に生きる

1　悟りとは

悟るとはどういうことなのでしょうか。
経営の神様、松下幸之助氏は「悟り」について次のように書いています。

●――おぼろげわかれば十分――　腹の底から得心できないことが世の中のほとんどである。

だから、適当なところで結論を出さないといけない。その説明のできない一種の悟りの境地で「適当なところ」を見極めることが肝要である。

●説明のできない、一種の悟りや。それがわからんと具合が悪い。あんまり頭がいいと、それができないいんや（笑）。ぼくぐらいの頭やったらちょうどいい。ほんとやで。

（『リーダーになる人に知っておいてほしいこと』ＰＨＰ研究所）

「適当なところ」を見極める――。悟りとは、覚悟（悟りを覚える）を決めることなのです。そこには何の迷いもなく、決めた「道」を進むだけです。世の中には、茶道、華道、柔道などたくさんの「道」があります。たとえば、茶道は美味しいお茶を点てることが目的ではなく、茶の湯を通して「悟り」にいたることを目的としているのです。どの道からでも「悟り」に辿り着けます。でも、一つの道を究めた人は、「悟った」とは言いません。いつでも「まだまだです」と謙虚に言います。この「謙虚さ」が「適当なところ」への道かもしれません。

「いいかげん」は、まさしく「適当なところ」ですね。この「いいかげん」は難しい言葉で、使いようによって良い意味にも悪い意味にもなります。たとえば、時間を守らない、約束を守らない人のことを「いいかげんな奴」と言います。「丁度いいかげんに生きている人」とはバランスのいい人でしょうか。バランスばかり求めていますと「個性のない人」と言われます。この「いいかげんに生きる」が本当に難しいのです。だからこの生き方ができることを「悟る」と言うのでしょうね。

「いいかげん」、大阪弁で言いますと「ええかげん」です。大切なのは「丁度ええかげん」です。違った表現をすれば「中庸の精神」です。邑井操著『中庸の生き方―今、日本人が忘れてしまったもの』（大和出版）にはこうあります。「中庸は極端を嫌う。行き過ぎても、いかな過ぎても、中庸に反する。ほどのよさが大切だ。働きすぎて身体をこわすのも愚かだ。怠け過ぎて頭が空っぽになるのも愚かだ。ほどよく働き、ほどよく休む。それが遊びのある生き方で中庸を得たと言うべきだ」。何事も「ほどのよさ」が大切なようです。風呂の湯でいえば「いい湯加減」です。熱いお湯が好きな人は熱いお湯が、ぬるいお湯が好きな人はぬるい湯が「いい湯加減」です。人それぞれ「いい湯加減」は違います。「ほどのよさ」も違います。何事も過ぎてはいけない。中庸が一番のようです。この中庸も「一種の悟りの境地」ではないでしょうか。
私の好きな言葉に「まぁいいっか」があります。直ぐに諦めている言葉のように思われますが、そうではありません。何か物事に失敗した時、いつまでもくよくよ考えずに、「まぁいいっか」と直ぐに頭を切り替えて、今やるべきこと（適当なところ）に進むことが重要です。

辛いからこそ楽しく考えてゆく。
苦しいからこそ、面白いと考えてゆく。
それが人間の英知であろう。
（邑井操『中庸の生き方―今、日本人が忘れてしまったもの』大和出版）

２　あるがままに生きる

「水五訓」という言葉があります。

「水は万物に利を与えながら決して他と争わず、誰でもがいやがる低い所へと流れていく。丸い容器に入れれば丸くなり、四角い器に入れれば四角になって、決して逆らわない。すべての生物は水なくては育たない、生きられない。それほどの仕事をしながら自分は低い方へと流れる。だが、いざという時は岩をも砕く巨大な力を発揮する」。

「丸い容器に入れれば丸くなり、四角い器に入れれば四角になって、決して逆らわない」。

私はこういう水の姿を「あるがまま」と表現しております。

病気になれば、病気を病気として受け入れて、病気のままで治療に専念します。しかし、治らない病気もあります。治らない病気を悔いても治りません。今の病気のままで、今を生きればいいのです。そのままのあなたが最高なのです。

事故が起こってしまったら、事故を事故として受け入れて、今後事故を起こさないようにすればいいのです。起こった事故を悔いても、過去は戻りません。今生きている環境、今置かれている状況、今与えられた物を「あるがまま」に受け入れて、今のままを精一杯生きればいいのです。それがあなたにとって最高の生き方です。それが「しあわせ」になる近道です。

何度も書きますが、今のあなたのままで生きればいいのです、今のあなたが最高なのです。「あるがままに今を生きる」です。これも、「一種の悟りの境地」ではないでしょうか。

しかし、こんな質問があるかもしれません。

質問：今のままだったら成長しないのでは。

答え：成長って何ですか。水は何億年も前から今のままです。水は変わっていません。水が変わったとしたら、それは環境が変わったのです。どんなに環境が変わっても必ず必要なものが「水」です。しかし、「水」自身は己が必要なものとは思っていません。ただ「あるがまま」に存在しているだけです。たとえば「桜」は美しく咲きますが、「桜」自身は己が美しいとは思っていません。ただ、「あるがまま」に咲いているだけです。美味しい水を飲みたい人が、美しい桜を見たい人が、それぞれ手入れをすればいいのです。

「青色青光、黄色黄光、赤色赤光、白色白光」

極楽浄土には大きな池があって、そこには蓮の花が咲いています。青い蓮もあれば、黄色に赤・白など様々な色の花があります。青の蓮は青い色を放ち、黄色の蓮は黄色い色を放ち、赤の蓮は赤い色を放ち、白の蓮は白い色を放っています。

こころの物差しとは

1　比べない

こんなたとえがよく紹介されます。

例a　コップに水が半分あります。ある人は「もう半分しかない」、ある人は「まだ半分ある」といいます。水の量は一定ですが考え方によって表現が変わります。

例b　小学校の運動場でサッカーをすると言いますと「そんな狭いところで」と言います。小学校の運動場を掃除しなさいと言いますと「そんな広いところ大変だ」と言います。小学校の運動場の面積は変わりません。

例c　コップに尿を入れて検査をします。そのコップを消毒して水が飲めますか。「そんな汚いコップでは飲めない」と言います。消毒しているのにどうして飲めないのでしょうか。それは尿が入っていたという事実があるからです。可笑しいですね。たとえば、手に尿がついても、手を洗い消毒すれば、その手でご飯を食べます。何かを摘まんで食べます。どうしてですか。コップと手はどう違うのでしょうか。

人は「美しい・不細工・お金持ち・貧乏・勤勉・怠け者」などと勝手にレッテルを貼ります。「美しい」とは何ですか。「お金持ち」と言いますが、どのくらいのお金を持てばお金持ちなのですか。これは、すべて何かと比較しているだけです。「美しい器」の「器」

は存在しますが「美しい」は存在しません。「お金持ちの人」も同じです。「人」は存在しますが、「お金持ち」は存在しません。本来「美しい」「お金持ち」などの言葉は存在しないのです。例cのように「尿は汚い」という、あなたの「こころの物差し」で測っているだけなのです。

2　主観と事実は違う

「今日は暑いですね」とよく言います。しかし、北海道の人からみると「暑い」かもしれませんが、沖縄の人には「涼しい」かもしれません。暑い、涼しいはあくまでその人の主観です。事実を言うなら「今日は気温30度です」となります。人間どうしても主観で物事を言う傾向があります。もう少し事実レベルで考える習慣を身につけますと、対処法が変わってきます。たとえば、暑い涼しいではなく「気温を○○度」と設定するのが重要です。

仕事で言いますと、「あの人は仕事ができる。私はできない」と勝手に比較してよく悩んでいる人がいますが、仕事の何を比較しているのか。売上の差なのか。売上だったら、いくらが目標なのか。それを達成するために何が必要なのか。すべて事実ベースで確認して行動することが大切です。

たとえば、「子供のテストの点数は30点であった」という時。お母さんはすぐに「こんな成績をとって」と怒ります。それは「30点はだめ」というお母さんの主観です。事実は違いますね。50点満点かも、30点でもクラスでトップかも。どうして30点なのか。しっかり事実を確認しなくては、次の対策はとれません。

3 「違い」があるから人間である

この世の中、人生はすべて比較級です。生まれた時から、男性か女性か、体重は何kgか、身長は何cmか、どんなお父さんかお母さんか、どこで生まれたのか……などなど、死ぬまで比べ続けています。しかし、比べるから努力（頑張って）して成長するのです。また反対に、比べるから色々な犯罪・戦争が起こるのです。

人間生まれた時はすべて同じか——でもないです。遺伝子の約99・8%は同じですが、約0・2%が違うようです。（ちなみに、チンパンジーと人間は約98・4%同じです。）この約0・2%の違いや、生まれた環境の違いを経て様々な違う人間へと成長していくのです。この違いのことを「個性」といいます。違いがあるから人間なのです。AIやロボットには違いがありません。「違う」というのは素晴らしいことなのです。「比べる」のではなく「違い」を認識することが大切です。

いま、貧富の差をなくすために様々な議論がなされていますが、これは比べているかぎりなくなりません。比べるから「良い悪い」があるのです。大切なのは、**「違う」ことを確認すること**です。皆さん同じにはならないのです。それが確認できないと、不幸な結果になることは歴史が証明しています。「こころの物差し」は一人ひとり「違う」のです。

成功と幸福は違う

1　生きていることが「しあわせ」である

人類誕生は奇跡である。数億の精子のうち、たった一つが卵子と結合して人は生まれる。結合するのも神秘であるが、細胞分裂して人となるのも本当に神秘である。だから人として誕生することほど「しあわせ」なことはない。そして、生まれてから様々な「しあわせ」を体験し、「生きていて良かった」と実感した時、初めて、生きていることが、如何に「しあわせ」であるかを理解できるのです。

しかし、「生きていてしあわせを感じたことがない。俺は不幸な人間だ」と言われる人がいます。それは、その人が成功ばかり求めているからです。その人にとっての成功は、受験や就職、結婚、昇進や、富豪になることなどであり、成功を収めなければ「しあわせ」になれないと思っているからです。このような考え方では、「しあわせ」を感じることは難しいでしょう。

なぜか。それは、**人間は一人では「しあわせ」になれない**からです。隣で戦争していれば「しあわせ」を感じないように、周りが「しあわせ」でないと「しあわせ」にはなれない。自分が成功したことを喜んでくれる人がいて、人間は初めて「しあわせ」になれるのです。

ＡＩ時代を迎えて、これからの生き方もＡＩが答えを出してくれる。成功（正解）しかない人生には成長がない。成長がない人生はおもしろくない。おもしろくない人生に「しあわせ」はない。「成功」＝「しあわせ」ではない。

ワープロができて漢字を覚えなくなり、電卓ができて計算をしなくなり、今までできていた当然のことができなくなっている。オセロも将棋、囲碁もＡＩが開発され、人間より強くなり、人間は勝てなくなってきた。負けばかりではおもしろくない。勝ち負けがあるからおもしろいのである。人生も同様で、成功ばかりではおもしろくない。苦労も「しあわせ」もあるからおもしろいのである。

これからの人生、ＡＩに答えを求めない（成功ばかり求めない）で、自分自身で考え、何かに挑戦していって欲しいです。そこに「しあわせ」が必ず待っています。まずは、己が如何に「しあわせ」かを実感して、人々に「しあわせ」を広めることができれば、それは「成功」と言えるのではないでしょうか。そのためには、まず、鏡の前で「私はしあわせです」と笑って言ってみてください。必ず「しあわせ」になれます。

成功の反対は失敗ではない。成功の反対は何もしないことである。失敗から学ぶのではない。その過程から学ぶのである。

2 「しあわせ」とお金

「生きるためにはお金がいる。他の人をしあわせにするためにはお金がいる。だから成功してお金を儲けなくていけない」と思っている人が多い。確かに、これから生きていくのにお金は必要です。しかし、釈迦は、キリストは、お金を持っていましたか。何かに成功しましたか。ここで、「釈迦になれ、キリストになれ」と言うのではなく、「お金があればしあわせか」、こんな愚問を投げかけるつもりでもありません。ただ、「成功」=「しあわせ」ではないことだけを再度ご理解頂きたい。

もし、「成功」=「しあわせ」になることがあるとすれば、それは、成功が、人を「しあわせ」にするために役立ったときである。文明は人が生きていくため、人を「しあわせ」にするために発展してきた。しかし、本当にそうであろうか。たとえば原子力は、平和利用すればたくさんの電力が安価で得られるが、戦争に使用するとたくさんの人の命を奪う。たとえ戦争に勝っても、人様を不幸にしての「成功」、「しあわせ」はないということです。

最後に**「お金があればしあわせなのか」**の解説として、私の好きな落語「水屋の富（みずやのとみ）」をご紹介します。

水屋の富

水屋が千両の富に当たったが、しまっておく場所に困った。戸棚に入れておいては、泥棒がはいってかきまわしているうちに見つけてしまうし・・・とさんざん考えたあげく、六畳の畳の真中を一枚あげて、根太板をはがして縁の下に金をかくす。朝起きると、昨夜泥棒がはいらなかったかと、長いさおを縁の下に突っ込んで、こつんとあたると「あったあった」。稼業から帰るとまたさおでこつん。毎日毎日やっているうちに、向かいに住む遊び人がこれを見てあやしみ、水屋の出かけた留守に忍び込んで金を見つけ、そっくり盗んでしまう。水屋は帰って来てさおでかきまわしたが、手ごたえがない。「おや、誰か金を盗んだな。**ああ、これで苦労がなくなった**」

（注）水屋とは、「冷っこい、冷っこい」と荷をかついで水を売って歩く商売

（『増補落語事典』青蛙社）

お金があればあるほど心配事が多く、なければないほど苦労が多い、何事も「丁度いいかげん」がよろしいようで。

親孝行と感謝は違う

- 感謝は　人間としての道
- 親孝行は　子どもとしての道

動物は、子育てはしますが親孝行はしません。人間も同様で、次の世代を自立できるまで育てることが一番の使命です。人間は、小さい時の可愛さで、十分親孝行しております。あえて親孝行をする必要はないのです。

ただ、人間は動物と違い、育ててもらった恩を感じます。親には感謝しきれないくらいの恩があります。親がいなければ、今の己はないのです。昔から「父の恩は山よりも高く、母の恩は海よりも深し」と言います。人間は、人として生まれ、様々な教育を受けて能力が開発され人間として成長していくのです（人＋教育＝人間）。

人間の能力は凄いです。現代のロボットは如何に人間に近づけるのかを研究しています。

たとえば、毎日何も考えずに使っている手。人間の手の機能に近いロボットはできていますが、人間の手の機能を備えたものはできていません。ロボットがなれるのは、あくまでも人間の補助機能です。今後どれだけ文明が発達してもロボットは人間にはなれないのです。ある科学者が「人間が人間をつくったら人類は滅びる」と言っていました。その通りかもしれません。

そんな凄い人間に育て上げてくれたのが親です。その親に感謝しないで、何に感謝できるでしょうか。（最近は子どもを育てない親がいます。しかし、どんな人にも必ず育ててくれた人がいます。その方があなたにとっての親です。）

《なんでも親のせいにしていませんか？》

・俺は頭が悪いからいい大学に行けなかった。
⇓そうでしょうか。頭が悪いのではなく勉強しなかっただけなのです。
・私は不細工だから彼氏ができない。
⇓そうでしょうか。不細工って何ですか？　彼氏できないのはあなたに魅力がないからです。笑顔美人っていいます。己の魅力づくりに専念してください。魅力ある人は「仕事は楽しく・人生はおもしろく」生きていますよ。

人間って素晴らしいですね。人に感謝できるのは人間だけです。親に感謝できない人は他人様にも感謝はできません。諺で「親孝行したいときに親はなし」といいます。いくら親孝行しても、親が亡くなったあとには、必ず「もっと親孝行しとけば良かった」と悔いが残ります。だから、本当の親孝行なんてできません。それだけ親への恩は大きく深いものです。親は、子どもに親孝行なんて望んでいないと思います。「健康で楽しく」生きてくれたらそれで十分です。親孝行はできないからせめて「感謝」を忘れないでください。それが人間としての道です。

まずは、何よりの親孝行「産んでくれて有難う」、ですね。

人生の楽園を求めて

『人生の楽園』というテレビ番組をご存知ですか。テレビ朝日系列で毎週土曜日18時～18時30分に放送されているドキュメンタリー番組です。楽園の案内人として、西田敏行さん、菊池桃子さんが出演しています。

番組では「新しい生き方」の提案として、全国の主に50代以上の夫婦が、地方にUターンやIターンをして、単純なスローライフやリタイア生活ではなく、店を経営する、農業を営む、町おこしにかかわるといったポジティブな仕事を通じて、第二の人生を歩む姿が、周囲の人々との交流を交えながら描かれています。

〝自分にとっての人生の楽園〟を見つけ、充実した第二の人生を歩む人たちの暮らしぶりは、これからの新しい生き方として大変参考になります。また、この番組を観ておりますと、**人生には「健康と笑い」が一番必要**であることも実感できます。

次の三つは、私の考える人生の楽園への条件です。

1　趣味（特技）を持つ

仕事は忙しくストレスが溜まりますが、そのストレスを上手に発散している人がいます。それは、仕事以外に楽しみを見つけている人です。料理、そば打ち、木工、手芸、家庭菜園、少年野球の指導など、様々な趣味があります。意外と学生時代のクラブ活動が自分のやりたいこと、趣味になるかもしれませんね。定年後、その趣味を生かしてお仕事をされている方が多いです。自分の好きなことが職業になるのは最高です。そのためには、若いうちから趣味を持って、それを極めていけばいいですね。故郷を元気にしようと汗を流す人、長年の夢を叶えて店を始めた人、あなたはどんな人になりたいですか。

たとえば、60歳から囲碁を楽しみたい方は、60歳までに初段になっていれば楽しみ方が違ってきます。将来何を楽しみたいのか。定年後、一から始めるのではなく計画を立てて若いうちから取り組んでおくことが大切です。色々と取り組んでいるうちに本当にやりたいことが見つかるかもしれません。やっぱり計画は必要ですね。

2　大自然の中で〝地球〟を楽しむ

この地球にはたくさんの自然の恵みがあります。食べ物だけでなく、景色や自然の音など五感を満足させるような生活がいいですね。日本に拘らず「世界」に目を向けて地球を楽しむ精神が必要です。地球には「不思議発見」がたくさんあります。まずは、田舎生活はいかがですか。日本の田舎には、自然だけでなく、人情など都会にないものがたくさんあります。人と人との触れ合いに癒されるのが田舎の良さです。人生の原点は自然にあるような気がします。

これからの5G（第5世代移動通信システム）時代は、通信の高速化だけでなく、身の回りのありとあらゆるアイテムがネットワークで繋がります。同時に多くの端末を接続できることから、IoT化が一気に進むと予測されています。このように新しい技術を取り込むことによって、想像できない新しい田舎生活が登場します。「どこに住むのか」と同時に「どんな技術を使って何をするのか」も若いうちから考えておくのも大切です。人生100年、大自然と一体になった生活、地球を楽しんでください。有名な良寛和尚の辞世の句に「形見とて　何か残さん　春は花　夏ほととぎす　秋はもみじ葉」があります。この大自然を次に世代に残していきたいですね。

夫婦、お互いの人生を尊重する

「定年後は別々で歩みたい」と考えた時、「熟年離婚」という選択肢もありますが、「卒婚」といってお互い自由に生きていく夫婦の形も浸透してきているようです。

内館牧子さんの小説『終わった人』（講談社文庫）に出てくる夫婦は、ご主人の定年退職後、別々の場所で違った人生を歩むことを選択しますが、お互いのしあわせを願い、「人生の楽園」を求めて楽しく生きていくことには変わりがありません。

「散る桜　残る桜も　散る桜」という良寛和尚の句が印象的でした。たとえ夫婦一緒でなくても、お互いの人生を尊重できるのがいいですね。そのためには、若い時から人生計画を立てて、夫婦で共有しておくことが大切です。子どもに頼ることなく自立して老夫婦二人の人生を楽しむことです。一番頼りになるのは、案外、遠くの親戚より近くの他人様であることも忘れずに。

3　ご縁を大切にする

人間は両親（父と母）２人との繋がりがあり、その父と母にも父（祖父）と母（祖母）がいますので４人との繋がりがあります。こうして10代遡ると１０２４人との繋がりがあり、20代遡ると１０４万８５７６人との繋がりがあります。人は皆、約１００万人以上の方と親戚なのですね。凄いですね。「人は皆友達」という言葉がありますが、正確に言いますと「人は皆親戚」なのですね。

この世に人として生まれ、人間として生きている。これも、大きなご縁ですね。この一つひとつのご縁を大切にしたいですね。このご縁を大切にすることが「世界平和」に繋がります。

縁と言えば、剣豪で知られる柳生家にこんな家訓があります。

小才は　縁に出合って縁に気づかず
中才は　縁に気づいて縁を生かさず

大才は　袖すり合った縁を生かす

こういう諺もあります。

「袖振り合うも多生の縁」。知らない人とたまたま道で袖が触れ合うようなちょっとしたことも、前世からの深い因縁であるという意味です。

⇓人は、前世から繋がっているのですね。生活していますと「これも何かのご縁ですね」という言葉がよく聞かれます。世の中すべて「縁」で回っています。ご縁があり仕事ができ、ご縁があり結婚ができ、皆様がこの本を読んでくださっているのも、これも何かのご縁ですね。ご縁があるから「仕事は楽しく・人生はおもしろく」生きることができるのです。

縁を結ぶ「あいうえお」
あ：挨拶をする。人間としての基本です。
⇓挨拶がないと「縁」が始まりません。

い：「いい加減」に生きる。拘らない。
⇓「これも何かの縁ですね」と気楽に生きてみては如何ですか。
う：「嬉しい」と上機嫌で生きる。「私はしあわせです」と言う。
⇓今日は人生で一番若い日です。上機嫌で良きご縁づくりを。
え：笑みを忘れない。笑顔・ユーモアを大切にする。
⇓笑顔に人は集まります。人と人が集まる。これも何かのご縁です。
お：お洒落をする。見た目が大切である。
⇓お洒落は、高級なものを着るのはなく、こころがワクワクするものを着るのです。
それが、楽しい人・おもしろい人へと繋がります。

定年後失うもの	名刺（肩書）、上司や部下、給与、福利厚生等
定年後得るもの	**多くの時間**、退職金、年金、新たな生きがい等

時間はたっぷりある

定年後は、これまで働いていた時間や通勤に費やしていた時間が自由に使えることになります。実際、どのくらいの時間ができるのでしょうか。

1日24時間、睡眠時間8時間で、1日16時間の自由時間ができるとしますと、16時間×30日×12か月で、1年で5760時間。定年後20年としたら、**11万5200時間**になります。

現役時代よりも遥かに時間があります。

（例：大学の一講座は、1コマ90分。約15コマ　⇓　22・5時間）

これは、食事時間他は除いての単純計算ですが、時間はたっぷりあります。どのように使われますか。時間は平等です。時間は人を裏切りません。

新たな生きがいを求めて時間を有効に使ってください。そのためには

「人生100年計画」が必要です。

人生の楽園への3大条件
①趣味（特技）を持つ
②大自然の中で〝地球〟を楽しむ
③ご縁を大切にする

4　ヤスイ生活

最近では、老後の不安3K（健康、経済、孤独）が新聞でもよく掲載されています。どのように対策すればいいのか。

健康：時間がたっぷりありますので、まずは身体を動かす運動（散歩、歩く）が基本です。

少し自己投資してスポーツジムやエステがお薦めです。食事も美味しいものを少しだけ、腹八分目が基本です。

経済：一番心配なことかもしれませんが、健康ならお金は最小限で済みます。健康にお金を使ってください。それが将来への投資です。

孤独：笑っている人に孤独な人はいません。「人生は楽しい・おもしろい」と言っている人に人が集まります。孤独対策は「笑う」ことです。

これらを踏まえて、早めの対策の基本は「ヤスイ生活」です。

ヤ：やりたいことをやる

たとえば、英会話の勉強でしたら、現役の時は「いつまでにTOEIC何点以上」などの縛りがあったかもしれません。定年後はこれがなくなりますので、英語が好きなら好きなように楽しく勉強すればいいのです。

何事も10年続ければ一流になります。

お金の使い方を考えてみましょう。
90歳を過ぎますと行動範囲が狭くなり、食事も少なくなりますので、今までよりお金の使い方が半分位になります。そこで、90歳～１００歳まで年金を月10万円頂いてくとしますと、10万×12月×10年＝１２００万円です。その半分の月５万円を今の時期に10年間（６００万円）自己投資してください。

【例：月５万円の使い方】

- 1万円：ジムに行き身体を鍛える。月1万円の会費で指導してくれる。エステに行き美しくなる。いつまでも美しいが若返りの秘訣です。
- 1万円：学ぶ。月会費５０００円位で様々な講座がありますので、何か好きなこと、やりたいことを学ぶ。謡、民謡、川柳、男の料理教室など2講座位が楽しいです。皆さんと一緒がいいですね。
- 1万円：映画、観劇にでかける。1週間に1本の映画を観て、寄席や劇場に出かけるのもいいですし、たまには歌舞伎や観劇もいいですね。

●1万円：素敵な友と美味しいものを食べる。新たな人脈づくり。ちょっと贅沢もいいのではないですか。貯めて旅行もいいですね。
●1万円：孫（若い人）と遊ぶ、食事する（ご馳走する）。最先端のテクノロジーが生き方や社会の仕組みを大きく変えます。その進化に遅れないために、若い人に教えてもらう費用（授業料）が必要です。
孫（若い人）と遊ぶと若返りますよ。若者のライブもいいですね。

以上、いかがですか。時間とお金を有効に使ってください。自己投資です。そうすれば、また、新しいやりたいことが見えてきますよ。それが健康長寿への一番の近道です。

ス：捨てる

「温故知新」（故き温ねて新しきを知る）――過去の事実を研究し、そこから新しい知識や見解をひらくことは素晴らしいことです。しかし、過去の思い出（肩書、過去の実績など）に浸ることが多い場合は、ばっさり捨てることです。捨てると必要なものが見えてきます。過去に拘っていましたら、未来は拓けません。

・いらないもの（10年以上使ってないもの）は整理してください。特に、ほとんど読まない本など、戸棚の中にもたくさんありますよ。5年、10年と節目、節目の整理をお願いします。整理して捨てないと新しいものが入ってきません。その空いたスペースが有効活用されますと、また、楽しいですよ。

・「義理人情」は捨てる？

歳を重ねますと、「義理人情だけで、いつまでも昔の集まりに出る必要もないです。もっと新しい集まりを創ってください」なんてことがよく言われますが、果たしてそうでしょうか。全国で講演させて頂き、人生を楽しんでおられる方から、次の3点を勉強させて頂きました。

①好奇心を持って生きる。

新しい仲間を見つけて新しいことにチャレンジする。人間にはいくつになっても無限の可能性がある。

②約束は守る。

年齢を重ねますと重要性、緊急性がない約束が多く簡単にキャンセルしてしまいがちです。特に、体力面や金銭面の格差が大きいですので、己の身の丈にあった約束をすることが信頼関係に繋がります。

③義理人情に厚い。

年齢を重ねますと昔の義理人情には縁遠くなりますが、「義理堅く、情に厚く」も人生に潤いを与えてくれます。

これからは「不易流行」です。新しい変化も大切ですが、変化させてはいけないもの（捨ててはいけないもの）もたくさんあります。

イ：陰徳を積む

昔の諺に**「陰徳あれば陽報あり」**（人知れず善行を積んだ者には必ずよい報いがはっきりと現れる）があります。

誰も見ていなくても神様仏様が見ています。廊下にゴミが捨ててあればゴミ箱に入れる、路上で自転車が倒れていたら立て直す、トイレは次に使う人のために綺麗に使う、電車でお年寄りに席をゆずる。このように見返りを求めない行為はたくさんあります。陰徳を積んでいる人は総じて、何事にも「感謝」の気持ちを持っておられます。

人間は一人では生きていけません。誰かのお世話になって生きているのです。そして、誰か特定の人がいればその人に恩返しをしなくてはいけませんが、どの人かを特定できないのがほとんどです。パンを食べます。そのパンを作った人は特定できますが、そのパンの素の小麦を作った人まではなかなか特定できません。「そのためにお金を払っている」といえばそうかもしれませんが、それでは陰徳は積めません。理屈ではないのです。陰徳を積んだところで何かに報われるものではないですが、陰徳を積んでいる人は「報われる」ことを考えていません。

何事にも感謝していれば、自然と陰徳は積めますよ。

ただし、「積んだから」といっても何もないですよ。

ヤスイ生活
ヤ：やりたいことをやる
ス：捨てる
イ：陰徳を積む

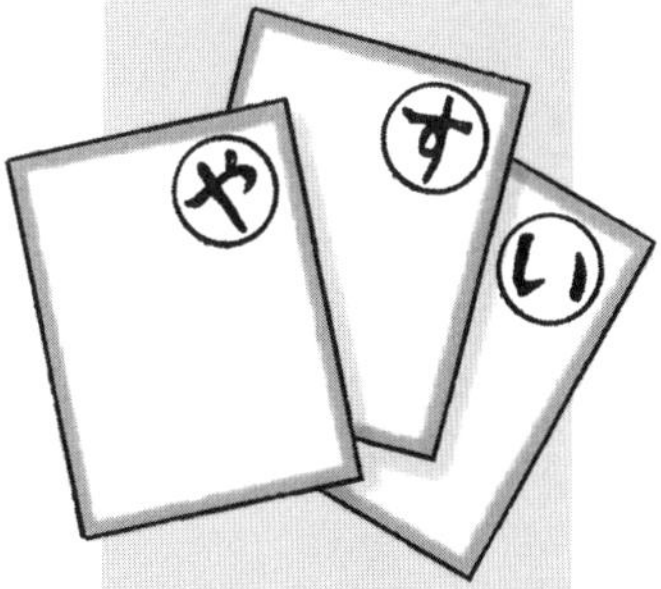

己に勝つ（火事場の馬鹿力）

若いころ、あの人に負けた・勝ったと一喜一憂していました。何事にも勝ち負けがあります。また、その勝ち負けがあるから楽しく、勝つために努力をして成長します。しかし、そんな仕事上の勝ち負けは一時的なことです。大切なことは、「己の人生に勝つ」ということです。たとえ仕事で負けても、人生で勝っている人はたくさんいます。仕事は、人生の中の単なるゲームでしかないです。そのゲームで負けたからといって、人生に負けたわけではないです。ところで、歳をとるにつれて、人には勝てないものがたくさんあることがやっと理解できてきました。また、勝つ必要もないことも理解できつつあります。

仕事は楽しく、人生はおもしろく生きている人に共通して言えることは、誰を気にするまでもなく、誰と比べるまでもなく、ただただ、己のやりたいことを、諦めずに一生懸命にやり続けているということです。諦めずにやり続けていると、不思議な力が出てきます。これを「火事場の馬鹿力」と言います。この「火事場の馬鹿力」を上手に使って生きていくことが「己の人生に勝つ」ことなのだと思います。

1 顕在意識と潜在意識

人間の意識には、顕在意識と潜在意識があります。潜在意識の占める割合は多く、意識のうちの約90％を占めると言われています。この割合については諸説ありますが、いわゆる、海に浮かんだ氷山の一角が顕在意識、水面下にあるのが潜在意識です。

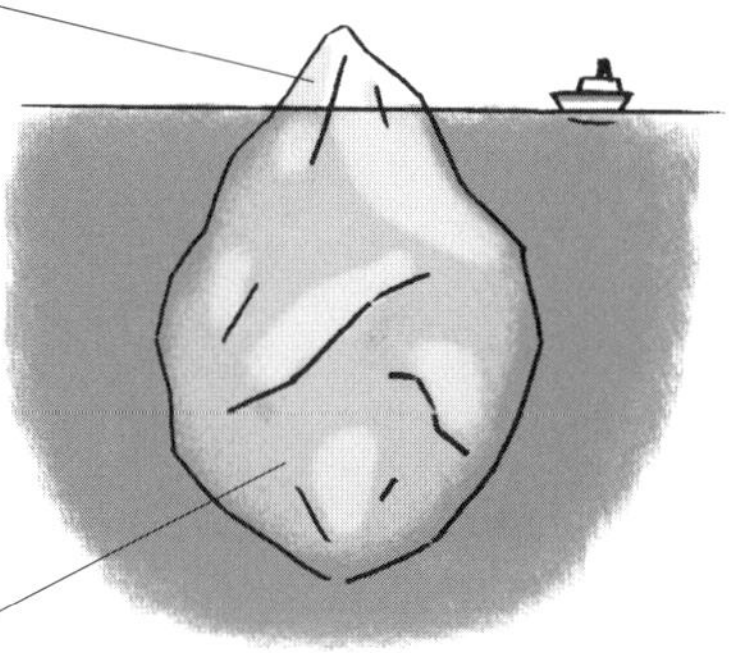

小学生の時、走り高跳びで「これ以上は無理」と思っていた時は跳べなかったのに、誰かが軽々と跳ぶのを見て、「私も跳べる」と思うと、跳べたという記憶はないでしょうか。

これは、本来は跳ぶ力を持っているのに「跳べるわけはない」と潜在意識が抑制していたから、顕在意識が跳ぼうといくらがんばっても、跳べなかったのです。顕在意識が潜在意識に「私は跳べる」と強いメッセージを送り、顕在意識と潜在意識の境目に達すると潜在意識のパワーが爆発して跳べるのです。これが、「火事場の馬鹿力」のなせる技です。

私たちは、本来は100％の力を持っていますが、その力で行動すると身体を壊してしまいます。そのため、心理的限界と呼ばれる「自分の力はここまでだ」（本来の力の

70〜80％）という制限を自分の潜在意識の中に作っているのです。アスリートが「無心になって闘う」といいますが、この無心が顕在意識と潜在意識が一致した状態です。私はこの無心を**「一種の悟りの境地」**と考えています。前項で、「笑いは悟り」と書きましたが、泣いたり、怒ったりしている間は、すべては顕在意識の中です。笑っている時に潜在意識に到達し、「本来の自分」が出現するのです。

いつも笑って、顕在意識から潜在意識の壁を突いていると、潜在意識から不思議な力が爆発してきます。笑っている時と同じ現象が起こるのが、座禅中、瞑想中、お経を唱えている時、「しあわせ」を感じている時、強い意志と信念を持って念じている時、などです。いつも、笑って、「しあわせ」を感じて生きていると、潜在意識が「しあわせ」な楽しい出来事を次々に引き出してきて、新たな「しあわせ」を掴み取ることができます。自然と〝柳に風〟のようなしなやかな強さを身につけ「しあわせ」に暮らせるようになるのです。

人はどうして水に入ったら直ぐに泳げるのか

潜在意識が発揮されている例として、水泳や自転車乗りがあります。水泳は一度泳ぎ方を習得すれば、長い間泳いでいなくても、水に入ったら自然と泳げます。自転車も長い間乗っていなくても、すぐに乗れます。一旦、潜在意識が学習しますと、意識しなくても、勝手に潜在意識が活動します。昔から、天才・偉人と呼ばれている人は、この潜在意識に無意識的にアクセスしているのです。

人はどうしてダイエットできないのか

「ダイエットするぞ」と決めて、「ご飯を減らそう。甘い物を控えよう。運動をしよう……」と意識するのは、顕在意識です。そこで、潜在意識が「ご飯を食べたい。甘い物を食べたい。運動したくない……」と反発します。顕在意識が「ダイエットしよう」と思っても、意識の90％を占める潜在意識が「ダイエットしたくない」と思っているからできないのです。本当にダイエットするためには、顕在意識の「ダイエットしよう」という思いを潜在意識の「ダイエットしたくない」に伝えなくてはいけないのです。これには、かなりの強い意志と信念がいります。これが「己に勝つ」です。

営業への応用（人間関係への応用）

顧客の心をつかむには、表情や言葉、行動などの表面上のコミュニケーションでは限界があるため、その裏にある顧客の潜在意識（顧客の不満や不安）を知り解決しなくてはなりません。そのためには、顧客にこの商品を使う「しあわせ」を感じて頂き、顧客の「しあわせになりたい」という潜在意識に到達して、潜在意識にある顧客の不満や不安を知ることが必要です。その顧客の不満や不安を安心に変えることによって、取引が完結します。これは人間関係構築の極意の一つです。**「人は理屈では動かない。人は感情で動く」**ですね。

なぜプロ野球選手は１５０㎞の球が打てるのか

無意識な脳活動が「球が投げられた」と意識するのに０・35秒かかります。次に「打たなくては」と意識的な決定をして、バットを振るのに０・2秒かかります。バッターは、ピッチャーが球を投げてからバットを振るまでに**０・55秒**かかります。ピッチャーマウンドからベースまでは18・44ｍ。１５０㎞の球が到着するのに**約０・44秒**かかります。理論的には打てるわけがないです。なぜ打てるのか。これも潜在意識の「火事場の馬鹿力」の「勘」

のなせる業なのです。

お母さんが、賞味期限がきれている食材でも「これは食べれる」と言って食べます。これはお母さんの長年の「勘」です。「勘」は様々な経験によって磨かれます。この様々な経験、長年の叡智が潜在意識の中に眠っているのです。それを引き出すのが、「私は打てる」「これは食べられる」という「己を信じる力」です。

2 「己に勝つ」の実践

宇宙の誕生は、２００３年に発表されたＮＡＳＡの宇宙背景放射観測衛星ＷＭＡＰの観測結果によれば、約１３７億年前と推定されています。地球の誕生は約46億年前、人類の誕生は、およそ８００万〜５００万年前にアフリカの類人猿の中から人類へ進化したものとみられています。しかし、我々の身体を形成している電子や陽子、中性子などのレベルで考えますと、我々は約１３７億年前に誕生して生きていることになります。その１３７億年の叡智が潜在意識の中に入っているとしたら、凄い叡智です。

人生の修羅場を乗り切った人、崖っぷちから這い上がった人はすべて、その潜在意識（137億年の叡智）から不思議な力（火事場の馬鹿力）を引き出して、乗り切っているようです。それが「己に勝つ」ではないかと考えています。「己に勝つ」ための叡智はすべての人に備わっていますが、なかなかそれが発揮できていないのが現状です。

こころの三要素

人間の脳は「楽しい（感情）」と思うと、考える（理解・判断・記憶）回路に行くようです。楽しくなかったら勉強しません。考えません。考えるとその考えを深めるために話します（言語）。考えていない人は意見がなく話をしません。話しているうちにこんなことがしたいと欲（行動）が出ます。この「感情・言語・欲」の流れで「こころ」が形成されていくようです。

私は、この**「感情・言語・欲」**をこころの三要素と考えています。この三要素のベースには、潜在意識、顕在意識が大きく関与しています。たとえば、赤ん坊を見ますと、「可愛い」という感情が起こり、「可愛いですね」と思わず言いますと、「抱きしめたい」という欲がでます。そこに「優しいこころ」ができます。逆に、「憎たらしい」という感情が出ますと「嫌いや」と思わず言い、「いじめてやる」という欲（行動）に変わります。そこには「醜いこころ」ができます。良いこころを形成するのには「感情」が大きく影響しています。

人間は、「思っていること（感情）、話していること（言語）、行動していること（欲）」がなかなか一致しないですね。口では良いことを言っても、行動はまったくできていない場合や、考えていることと話していることが違う場合もあります。この「感情・言語・欲」が一致した時、「こころが一つになる」と言い、こころが一つになることによって、潜在意識と顕在意識が一つになり、不思議な力（火事場の馬鹿力）が出るようです。この時を「己に勝つ」と言います。

まずは、「楽しい、嬉しい、美味しい、おもしろい」などのプラスの感情をいつも持ち、プラス思考で行動することです。

α波を出す

α波（アルファ波）が出ている時は、顕在意識と潜在意識が一致した状態になっているようです。その時、潜在意識が活性化し、不思議な力（火事場の馬鹿力）、「閃き：新しい発想」が生まれてくるのではないかと考えています。

α波は、リラックスしてほっとしている時（笑っている時）、また、周りの音や気配などをまったく感じないほど集中している時（座禅・瞑想している時）に出て、副交感神経が優位になり、ストレスを解消して右脳が活性化します。この右脳が活性化している時こそ、真の自分を発見できる唯一のチャンスなのです。

鈴木大拙(注)は、禅で言う〝悟り〟に関して、極めて重要な注意を我々に喚起している。（中略）〝悟り〟とは、人間が有する意識と無意識との境目に到達することになる。そうすることで、通常の意識の中に無意識からの消息が次々と注ぎ込まれて、有限の心が無限そのものに根を下ろしている自己存在の本来性に我々は気付くわけだ。

（『笑いとことわざ集』日本ことわざ文化学会編、人間の科学新社）

（注）鈴木大拙（すずき　だいせつ　１８７０年－１９６６年）：禅の思想を英語で著し、日本の禅文化を海外に広くしらしめた仏教学者。名言：バカな奴は単純なことを複雑に考える。普通の奴は複雑なことを複雑に考える。賢い人は複雑なことを単純に考える。

「〝悟り〟とは、人間が有する意識と無意識との境目に到達すること」。これは、顕在意識と潜在意識が一致した状態、悟りの状態です。「悟り」は、目に見えませんが、その時、顕在意識が潜在意識を刺激して、「火事場の馬鹿力」のような不思議な力が出てくるのです。己に勝つためには、普段の生活で、いつも笑ってこころをリラックスさせることが如何に大切であるかをご理解頂けたと思います。

デフォルト・モード・ネットワーク

活動的な思考を行わない時に無意識に脳が行う脳内ネットワークの活動のことです。脳は、何もせずぼんやりしている時、ほとんどエネルギーを消費しないと考えられてきました。ところが、ワシントン大学医学部のマーカス・レイクル博士の研究（PETやfMRIを用いたニューロイメージング研究）の結果、ぼんやりしている時の脳は、意識的な活動をしている時に使われているエネルギーの20倍ものエネルギーを消費していることがわかりました。

考えることをやめ、判断することを中止し、決断せずに、ただただボ〜ッとしていると、「デフォルト・モード・ネットワーク」が動き始め、脳の中にストックされた感情や知識、行動などの中から、必要なものを結びつけてくれるので、良きアイデアが思いつきます。たとえば、散歩をしている時、お風呂に入っている時、寝ている時、バスに乗っている時、お酒を飲んでいる時など、リラックスしている時に、「ふと」良きアイデアを思いつくことがあります。いわゆる無意識の世界で「閃き」が起こります。これが「火事場の馬鹿力（不思議な力）」です。「一種の悟りの状態」です。

アインシュタインは、バスに乗車中にベルンの時計台（ツィットグロッゲ）の針が不動に見えることから「特殊相対性理論」を着想したと言われています。

セレンディピティ

偶然に思いがけない幸運な発見をする能力、ふとしたことをきっかけとしてそれを大きな発見へと結び付ける能力。**ただし、すべてが偶然や幸運に依存するのではなく、有用なデータ、情報に気付くための基盤となる潜在的な知識や集中力、観察力、洞察力を要する。**

（参考：図書館情報学用語辞典）

いつも笑ってプラス思考で

いつもこころ安らかにする。「顔が笑う→こころが笑う→脳が笑う」この循環を実践して、こころに余裕をもつように心がけてください。

毎日、**「私はできる」、「何があっても、私は不幸にならない。必ずしあわせになる」**と潜在意識に言って聞かせることも重要です。プラス思考を上手に活用してください。そうすれば、「火事場の馬鹿力」を発揮できる環境が整います。実践は「何を念じるか」です。

まずは、朝の笑顔体操（１０４頁）から実践してください。人生が変わってきますよ。

【コラム】怒りと火事場の馬鹿力

自然科学研究機構生理学研究所の名誉教授、柿木隆介氏は次のように説明しています。「命を脅かされる危機に直面したときには、戦うか逃げるか、一瞬で判断し行動しなければならない。怒りが発生すると、アドレナリンやノルアドレナリンが大量に分泌され、ブドウ糖や酸素を全身に送ろうと脈拍を速くして血流を増やし、『火事場の馬鹿力』が出るのです」（「怒りの正体」『ＴｈｅＡｓａｈｉＳｈｉｍｂｕｎＧＬＯＢＥ』Ｊｕｎｅ２０１９Ｎｏ．２１８より）。

人間、怒った時、思わず壁を叩くと、普段は出ないような力が出て壁が壊れることがあります。喧嘩をして、「怖い」と思って逃げる時も、普段は出せないもの凄いスピードで逃げています。アドレナリンやノルアドレナリンが大量に分泌されているのです。すべて人間の感情のなせる業です。人間って「凄い」ですね。

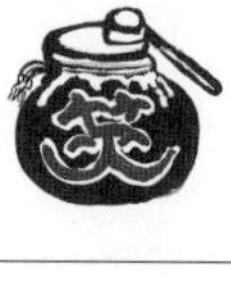

落語的人生

「仕事は楽しく・人生はおもしろく」生きるためにどうすればいいのか。桂米朝さんの『落語と私』（ポプラ社）にヒントがあります。

落語の世界には、めったにほんとうの悪人はでてきません。ゆるせるていどの子悪人はたまにはでてきますが、まず善良な市民が大部分です。（中略）

偉大な人物はいないかもしれませんが、しかし、平凡な人間ではあるが、こんな人が町内にいたらみなが助かるとか、こんな人が大勢いたら世の中はもっとよくなるだろう……と思われる人は落語国にいます。落語は現世肯定の芸であります。大きなことはのぞまない。泣いたり笑ったりしながら、一日一日がぶじにすぎて、なんとか子や孫が育って自分はとしよりになって、やがて死ぬんだ……それでいいーというような芸です。その基盤とするのはごくふつうの「常識」、これであると思います。（中略）

前にも「落語は正面きってのべたてるものではない」と書きましたが、アセをながして大熱演する芸ではないのです。（中略）

芸人はどんなにえらくなっても、つまりは遊民（ゆうみん：なんの仕事もしないで暮らしている人）なのです。世の中の余裕—おあまりで生きているものです。ことに落語というものは、「人を馬鹿にした芸」なのですから、しゃれが命なのです。

私が師匠米団治から言われた言葉を最後に記します。『芸人は、米一粒、釘一本もようつくらんくせに、酒が良えの悪いのと言うて、好きな芸をやって一生を送るもんやさかいに、むさぼってはいかん。ねうちは世間が決めてくれる。ただ一生懸命に芸をみがく以外に、世間へおかえしの途はない。また、芸人になった以上、末路哀れは覚悟の前やで』（218-220頁から抜粋）

落語的人生とは「大きなことはのぞまない。泣いたり笑ったりしながら、一日一日がぶじにすぎて、なんとか子や孫が育って自分はとしよりになって、やがて死ぬんだ・・・・それでいい—」ですね。皆さんの周りに「平凡な人間ではあるが、こんな人が町内にいたらみなが助かるとか、」こんな人はいませんか。いや、あなたがそんな人ですか。有難うございます。たいへん嬉しいです。

私は、米一粒、釘一本もようつくらんくせに、偉そうなことを言っています（反省）。自分で偉そうなことを言わないでも「ねうちは世間が決めてくれる」のです。「世間へおかえし」何ができるのか。まずは、「健康と笑い」で「仕事は楽しく・人生はおもしろく」生きることですね。私は落語を聞いている時が落語国にいる時です。落語的人生を楽しんでいます。そんな時ふと、「人生は洒落（しゃれ）である」と思うことがあります。

幸せな人生を送る秘訣

ハーバード成人発達研究は、75年以上にわたり、２つのグループにおける心と体の健康を追跡してきました。対象となったグループは、１９３９〜２０１４年にボストンで育った貧しい男性４５６人（グラント研究）と、１９３９〜１９４４年にハーバード大学を卒業した男性２６８人（グリュック研究）です。ハーバード成人発達研究のディレクターを務めるロバート・ウォールディンガー教授によると、重要性において、あるひとつのことが、ほかのすべてに勝っているそうです。75年間におよぶこの研究が明確に示しているポイントは、**良い人間関係が私たちの幸福と健康を高めてくれる**ということです。これが結論です。ウォールディンガー教授は、「大切なのは、友人の数ではありません。交際相手がいるかどうかでもありません」といいます。**身近にいる人たちとの人間関係の質**なのです。

落語に出てくる長屋の連中は、まさに、身近にいる人たちです。日頃、醤油や味噌を借りて、出かける時は「留守番よろしく」と隣近所に留守番をお願いする。困った時は相談して、長屋で考えてくれる。子育ても、分け隔てなく長屋で育ててくれる。落語「長屋の花見」（関西では貧乏花見）を聞いておりますと、お金はないがどのようにして皆が楽しく花見ができるのか。そんなアイデアがいっぱいです。江戸の元禄時代に戻る必要はないですが、そこから学べることは多いのではないでしょうか。お金はなくても「健康で楽しく」生きることはできるようです。落語的人生は極楽への近道かもしれませんね。

おわりに

今の楽しみの一つに「朝起きる」があります。朝起きて家のデッキから海を眺めます。海には明石海峡大橋がいつもと変わらぬ顔をしながら、島と大陸を跨いでいます。海は３６５日色が変わり、一刻一刻、顔が変わります。朝の空気感も都会とはまったく違いますので、いつの間にか「朝起きて笑う」が楽しみの一つとなりました。また、四季折々のたくさんの動植物が、日々の生活を癒してくれ、人生に彩を添えてくれています。

私は、55歳で会社を早期退職させて頂き、人生の楽園を求めて淡路島に移住しました。本来の人生計画では、65歳まで平凡なサラリーマンとして会社で働き、定年後は大阪でのんびり暮らす予定でしたが、50歳の時、がんを患い人生計画が大きく変わりました。人生何があるか分かりませんね。計画は変わるのです。変わるから人生はおもしろいのです。がんを患って、人生「塞翁が馬」を実感しております。

今の仕事は、２００７年に、「笑い（ユーモア）でこころ豊かな生活」を目指してＮＰＯ

法人健康笑い塾を設立し、大学の非常勤講師や全国に「笑配人」として笑い（ユーモア）の素晴らしさをお届けしております。特に、講演会・研修会などでお逢いするたくさんの見識者の方々との交流から学ぶことが、今の私の人生の糧（楽しみ）になっております。

私の親父さんは、大正生まれで、戦争でビルマの激戦地に行き、命からがら生きて帰ってきました。日本の焼け野原を見た時、「これからどうなるのか」と思ったそうです。それから、約70年が過ぎ、こんな立派な日本の姿を見て、「日本人は凄い」と言っておりました。時々、日本の将来を心配する発言をしますと、「大丈夫、必ず良くなる。あの戦後から復興してきたのだから」といつも言っていた笑顔が脳裏に残っております。その父が他界して、もう、8年が過ぎました。父の「大丈夫、必ず良くなる」の言葉を人生訓として、次の世代に繋げていきたく思っております。

三木清氏は『人生論ノート』（新潮文庫）に「人生そのものが実に旅なのである」、「旅は過程である故に漂泊である」と書いています。その通りですね。もう、70年近く旅を続けていますと、たくさんの出逢い、別れがあり、また、たくさんの感動がありました。

過ぎ去りますとすべてが良き思い出ばかりです。その思い出の写真をみますと、すべてが笑っています。楽しい旅には必ず「笑い」があります。また、遺影の写真を見ておりますと、すべての写真が笑っています。やっぱり、「人は泣いて生まれて笑って死ぬ」のですね。

最後に、この著書でたくさんのお伝えしたいことを書きましたが、実は、お伝えしたいことは唯一つだけです。それは、人生どんな時でも「笑わなあかんなあ」です。笑いますと「健康」へと必ず導いてくれます。「皆さん！　笑ってますか？」と聞かれましたら、「はい」と答えて、笑ってください。嘘でもいいですから……。笑いますと脳が活性化し、新しい発想が生まれて、自分力が高まり、「しあわせ」な人生へと繋がります。

これからの人生100年時代を「仕事は楽しく・人生はおもしろく」生きるために、「健康と笑い」が、お役に立ちますことをご理解頂けましたでしょうか。頂けましたら著者冥利でございます。

最後までお付き合い頂き有難うございました。こころより御礼を申し上げます。

また、今回の上梓に関しまして、株式会社薬事日報社の専務取締役向田克己様、取締役出版局長河邉秀一様、執行役員営業企画部部長潮田浩茂様、執行役員営業本部営業推進部部長石井義幸様や特に、出版局の江草智子様には微に入り細に入り大変お世話になりました。心から感謝致します。また、私の座右の銘**「仕事は楽しく・人生はおもしろく」**の実践に約50年あまり支えてくれました妻雅子に「ありがとう」と感謝して、「これからも宜しく」とお願いして筆を置くことにします。

合掌

令和元年12月吉日

NPO法人　健康笑い塾　中井宏次（薬家きく臓）

中井　宏次（なかい　こうじ）

2007年**「医笑同源：笑い（ユーモア）でこころ豊かな歓びのある生活を！」**をテーマに「NPO法人健康笑い塾」を設立し、全国の皆様に、生活における笑い（ユーモア）の重要性を啓蒙し、**「笑いとしあわせ」**をお届けする笑配人として活動している。

- **経営と笑い**　「経営と笑い～凄いからおもしろいへ～」、「職場のメンタルヘルスとユーモア」、「職場の風土改革と笑いの効用」等の実践に取り組み、経営・人財育成コンサルタントとして活躍している。
- **健康と笑い**　「健康と笑いで楽々生きる人生100年」、「健康と笑い～仕事は楽しく·人生はおもしろく～」、「認知症予防と笑いの効用」等の講演活動により、**予防笑学**に情熱を注いでいる。
- **教育と笑い**　大学では非常勤講師として、「人間学講座：こころが笑うコミュニケーション」等の講座を担当し、学校では「教育とユーモア～笑育でこころ豊かな人生を～」、PTAでは「笑いは最高の子育て」等をベースに、これからの人財育成の研究に取り組んでいる。また、**薬家きく臓**の芸名で落語も嗜んでいる。

【座右の銘】　仕事は楽しく　人生はおもしろく

【免許・役職】薬剤師・日本笑い学会理事・日本産業ストレス学会理事
岡山大学非常勤講師「人間学講座」担当。

【著書・論文】
「笑いとしあわせ～こころ豊かに生きるための笑方箋～」　春陽堂書店
「顔が笑う　こころが笑う　脳が笑う」　春陽堂書店
「笑いと経営～凄いからおもしろいへ～」　明治大学リバティアカデミー
「笑いと社会現象」　ぎょうせい
「笑いとメンタルヘルス」日本産業ストレス学会、産業ストレス研究　21巻　第2号　147-152（2014年4月）

岩波現代文庫
［14］ ノーマン・カズンズ（2004）『続　笑いと治癒力―生への意欲』（松田銑　訳）岩波現代文庫
［15］ 木俣肇（2008）「アトピー性皮膚炎と、環境ストレスと、笑い」『笑いの科学』vol.1, 53, ユーモアサイエンス学会編，松籟社
［16］ 吉富博樹（2013）『自然治癒力とは』青山ライフ出版
［17］ Siegel EH, Wormwood JB, Quigley KS, Barrett LF. 2018. Seeing What You Feel: Affect Drives Visual Perception of Structurally Neutral Faces. Psychol Sci. 29(4):496–503.
［18］ 志水彰，角辻豊，中村真（1994）『人はなぜ笑うのか―笑いの精神生理学』講談社
［19］ 角辻豊（1993）笑いの科学―精神生理学からみた笑いの分析―，こころの健康，8, 63-72
［20］ 柏木哲夫（2005）『ベッドサイドのユーモア学―命を癒すもうひとつのクスリ』メディカ出版

参考文献

［1］ 石原俊一（2007）自律神経系に及ぼす自発的笑いの実験的検討，人間科学研究，29, 51-59

［2］ 吉野愼一（2003）笑いの治癒力―脳内リセット理論に基づいて―，臨床精神医学，32, 953-957

［3］ 吉野愼一，中村洋，判治直人，黄田道信（1996）関節リウマチ者に対する楽しい笑いの影響，心身医学，36, 559-564

［4］ 大平哲也（2011）笑い・ユーモア療法による認知症の予防と改善，老年精神医学雑誌，22(1), 32-38

［5］ 中島英雄（2008）「笑いとユーモアの科学」『笑いの科学』Vol. 1, 44-48, 松籟社

［6］ Hayashi K, Hayashi T, Iwanaga S, Kawai K, Ishii H, Shoji S, Murakami K. 2003. Laughter lowered the increase in postprandial blood glucose. Diabetes Care. 26(5):1651-2.

［7］ 夏目誠（2014）産業ストレスと“笑い”，そしてリラクセーション，産業ストレス研究，21(2), 141-146

［8］ 中井宏次（2014）笑いとメンタルヘルス，産業ストレス研究，21(2), 147-152

［9］ 伊丹仁朗（1994）笑いと免疫脳，心身医学，34, 566-571

［10］ 西田元彦，大西憲和（2001）笑いとNK細胞活性の変化について，笑い学研究，8(0), 27-33

［11］ 田中愛子，市村孝雄，岩本テルヨ（2003）笑いが女子大生の免疫機能等に与える影響，山口県立大学看護学部紀要，7, 121-125

［12］ Kamiya A, Hayama Y, Kato S, Shimomura A, Shimomura T, Irie K, Kaneko R, Yanagawa Y, Kobayashi K, Ochiya T. 2019. Genetic manipulation of autonomic nerve fiber innervation and activity and its effect on breast cancer progression. Nat Neurosci. 22:1289–1305.

［13］ ノーマン・カズンズ（2001）『笑いと治癒力』（松田銑　訳）

笑《しょう》は咲《しょう》にして勝《しょう》なり
人生１００年時代の指南書

2020年1月6日発行

著　者　中井　宏次
発　行　株式会社薬事日報社（https://www.yakuji.co.jp/）
東京都千代田区神田和泉町1番地
電話 03-3862-2141
本文イラスト　株式会社オセロ
装　幀　株式会社オセロ
印　刷　株式会社日本制作センター

Printed in Japan

ISBN978-4-8408-1504-8
落丁・乱丁本はお取替えいたします。